AF741768

Vaccins :
entre méfiance et adhésion

Éthique et pratique médicale
fondée par Richard Moreau
Collection dirigée par Roger Teyssou

La collection « Éthique et pratique médicale » est une tribune qui permet à tous les acteurs du monde de la santé, professionnels, enseignants, administrateurs, économistes et patients d'exposer leurs opinions, de décrire leur expérience et de proposer des solutions aux problèmes posés par une profession en pleine mutation, et ce en toute indépendance et en conformité avec la déontologie et les bonnes pratiques médicales.

Dernières parutions

David LERICHE, *Equilibre et motricité chez les personnes âgées, la liaison œil-pied*, 2020
Bernard JURTH, *Vivre mieux à tout âge grâce à l'ostéopathie, Suivi de Journal d'un voyage aux sources de l'ostéopathie*, 2020.
Claire GRAND, *Les maladies expliquées aux enfants. Microbes et compagnie,* 2020.
Khadija Chahraoui & Antoine Bioy, *Corps et Traumatismes Théories et sens de la maladie*, 2018
Jean-Yves DE LA CAFFINIERE, *La prise de décision médicale, Un art ou une science ?*, *Essai*, 2019.
Élodie PETITJEAN et Olivier PETITJEAN (dir.), *Histoire de la relation médecin-malade. Analyse autour des concepts d'information, de consentement et d'autonomie du patient*, 2018.
Philippe LIVERNEAUX, *Live Surgery. Alerte sur une pratique médicale dangereuse*, 2018.
Dr Jean-Marc ISRAËL, *L'information du patient en médecine nucléaire. Dire et comprendre*, 2018.
Gilles Damas FROISSART, *Voyage à travers la psychiatrie stéphanoise 1975 – 2015, De l'envie de changer le monde à l'imagerie cérébrale,* 2018.
Tanguy KERVRAN, *Féminin Pluriel, Mémoires d'un gynécologue accoucheur*, 2018.
Julia BONNEMAISON, *Chirurgie de l'obésité et diététique, Une spécialiste répond à vos questions,* 2017.

Dr. Justine Diehl

Vaccins : entre méfiance et adhésion

Préface du Professeur Xavier LE COUTOUR

L'Harmattan

© L'Harmattan, 2021
5-7, rue de l'École-Polytechnique, 75005 Paris

www.editions-harmattan.fr

ISBN : 978-2-343-22460-2
EAN : 9782343224602

Préface

La France est la patrie du vaccin. Elle en a largement bénéficié et, malgré cela, reste en tête des pays les plus réticents à la vaccination. Ce paradoxe français, encore accentué par les débats de l'actualité sur la vaccination contre la Covid 19, interroge tous les responsables des politiques sanitaires.

Comment expliquer que la vaccination focalise à ce point, et plus que toute autre intervention médicale, la perplexité - quand ce n'est pas l'opposition - d'une très large partie des Français ? L'embarras des professionnels est également engagé devant la fluctuation des politiques nationales de vaccination : doivent-elles être fondées sur l'obligation vaccinale, comme en 2016, ou sur un effort de conviction comme aujourd'hui face à la Covid 19 ?

La réflexion du Docteur Justine DIEHL a l'immense mérite de croiser l'expertise médicale, l'étude historique et le regard sociologique sur les politiques de santé. En effet, rien ne serait pire que d'en rester à contester les arguments dominant les réseaux sociaux, et de chercher à convaincre les complotistes de tous poils … Rien ne serait plus vain que d'alimenter les partis populistes en s'engageant dans de vaines querelles politiques.

Pour comprendre cette défiance, il nous faut remonter aux sources de cette « hésitation vaccinale », celles qui ont vu Voltaire s'engager courageusement en faveur de l'« inoculation » et y consacrer sa XIème lettre philosophique. Le travail de Justine DIEHL permet de retrouver les forces constantes qui ont nourri cette opposition, qu'elles soient d'origine religieuse, fondées sur l'incompréhension des statistiques, ou encore sur la crainte de l'amoralité ...

Son analyse sociétale nous permet de mesurer l'absence de culture préventive en France et le refus de la vaccination comme un marqueur identitaire. Ce regard nous rappelle aussi la crise de confiance vis-à-vis des institutions et des médias, renforcée par l'émergence des réseaux sociaux.

L'examen critique de ces politiques publiques nous renvoie également à la politisation du débat, si évidente avec la confrontation relative à la Covid 19, et aux défis de la concurrence internationale sur cet enjeu mondial.

Au-delà des défis de la politique vaccinale, cette réflexion est salutaire car elle situe bien les exigences de nos politiques publiques en matière de santé : certes, il faut les fonder sur des données médicales et scientifiques, mais nos échecs récents nous rappellent combien elles doivent aussi être fondées sur les leçons du passé, souvent négligées. En outre, seule l'analyse des multiples facteurs sociaux, psychologiques, politiques et économiques donnera toutes ses chances à cette pratique si singulière qu'est la vaccination, conjuguant intérêts individuel et collectif, obligation et liberté individuelle, bénéfice et risque. Tout cela sous la pression croissante des médias et des réseaux sociaux …

Voilà tout le mérite de ce livre, indispensable et pertinent, dans des temps où l'on n'aura jamais autant parlé de politique sanitaire et de santé publique !

Xavier LE COUTOUR,

Professeur émérite de santé publique

Université de Caen

Introduction

A l'heure où j'écris ces mots, le SARS-CoV-2, virus responsable de la Covid-19, et ses petits cousins variants se multiplient gaiement au sein de la population humaine. Le nombre de nouvelles personnes contaminées et le nombre de morts ne sont plus dénombrés chaque soir par notre Directeur général de la santé. Utiles initialement pour mobiliser les Français et les inciter à adopter les gestes barrières, ces chiffres ne font plus qu'accentuer le pessimisme ambiant. Sur le champ de bataille, le général ne peut plus se permettre de détailler les victimes, pour ne pas saper définitivement le moral de ses troupes.

Pourtant, pour revenir à la « vie d'avant », et faire de la nostalgie des moments conviviaux passés autour d'un bon repas au restaurant, d'un petit verre partagé avec un(e) charmant(e) inconnu(e) croisé(e) au coin de la rue – ou sur internet – une réalité retrouvée, certains placent de grands espoirs en la vaccination. D'autres, plus circonspects, doutent face à ce nouveau produit fabriqué à une vitesse record et refusent de voir dans cette solution une panacée capable de résoudre le problème épidémique majeur de notre siècle. Entre toutes les opinions possibles, de la conviction intime que les vaccins nous sauveront, à la peur d'être empoisonné par une industrie pharmaceutique prête à tout pour s'enrichir, se trouve la vôtre. Peut-être n'êtes-vous pas encore décidé ; peut-être attendez-vous davantage de recul, ou vous dites-vous que de toute façon, entre le planning décidé par le gouvernement et la Haute autorité de santé et les pénuries, ce n'est pas pour tout de suite, alors, on verra bien d'ici là…

Il est difficile de se faire un avis sur les vaccins anti-covid, tant l'information scientifique est confuse. Le monde médical se déchire et se livre une bataille ridicule par médias interposés au moment où justement, nous aurions besoin qu'il fasse front commun pour le bien de tous. Les luttes intestines sont légion au sein des milieux universitaires. Ces vieux messieurs – car il y a encore peu de femmes aux postes académiques les plus prestigieux – se disputent leur gloire passée, un oubli de leur nom dans un article de recherche, un poste « passé sous le nez », et tant d'autres petites mesquineries auxquelles j'ai pu assister durant mes études de médecine et que je constate malheureusement encore aujourd'hui.

Pendant que d'aucuns se livrent à ces petits règlements de compte, les sondages d'opinion montrent qu'une part significative des Français sont défavorables aux vaccins contre la Covid-19. Ces résultats font écho aux résultats d'une enquête menée en 2016, qui mettait en évidence la forte défiance de nos compatriotes à l'égard de la vaccination dans son ensemble (Larson et al., 2016). Pourtant, cette dernière fait partie intégrante de notre patrimoine scientifique. Que l'on en soit fervent défenseur ou ardent pourfendeur, la question de la vaccination ne laisse pas indifférent : il suffit de regarder les commentaires d'articles traitant du sujet sur internet (en excluant quelques « trolls » habituels) pour s'en convaincre.

Cette situation n'a finalement rien de nouveau : elle n'est ni contemporaine de cette épidémie, ni même de notre époque moderne. La méfiance envers les vaccins a presque toujours existé à l'état latent. L'objectif de ce livre est donc d'en explorer les raisons, et de mettre au jour les tenants et les aboutissants de la controverse vaccinale.

Après un chapitre dédié aux vaccins anti-covid, notamment à leur principe de fonctionnement et aux raisons de leur popularité à géométrie variable, ce livre tente d'analyser comment nous sommes arrivés à ce niveau de doute et d'hésitation. En réalité, c'est tout un contexte historique, un enchainement de scandales sanitaires et vaccinaux (chapitres 2 et 3) qui a fait le lit de cette méfiance. Pasteur disait que les découvertes ne surviennent que chez un esprit préparé… Ici, je crois que la petite graine du doute s'est enracinée grâce à ce terreau historique propice. Outre de dramatiques affaires, un ensemble de process internes aux individus, notamment conceptuels (chapitre 4), psycho-religieux (chapitre 5) contribuent à faire germer cette semence. Toutefois, la part belle revient très largement aux facteurs externes, sociétaux (chapitre 6), économiques et industriels (chapitre 7). Ce sont véritablement eux, qui apportent tous les jours de l'engrais à cette plante du doute. Les faits médicaux, faisant appel là encore à diverses spécialités – immunologie, infectiologie, santé publique – sont pourtant faciles à vérifier. Emile de Girardin, dans *Les pensées et maximes*, disait que « *les faits valent mieux que les mots* ». Ce sont bien eux, plus que l'émotion ou les manipulations tacites ou non, qui doivent guider la décision.

Dans ce vaste programme de compréhension de l'hésitation vaccinale (le petit nom chic désignant les positions intermédiaires face aux vaccins, entre refus et acceptation totale), les apports d'experts de la vaccination, issus de disciplines variées, ont été intégrés. C'est une des particularités de cet ouvrage. Les sciences humaines, au sens large, y ont une place non négligeable, qu'il s'agisse d'économie, de sociologie, de politique ou de psychologie. En les examinant sous l'œil médical, j'espère offrir une analyse la plus juste possible des facteurs en jeu dans ce phénomène. En comprenant les dessous de cette controverse, il me semble beaucoup plus facile de prendre une décision « libre et éclairée », telle que recommandée par notre gouvernement, sur un acte essentiel : décider de se faire vacciner.

Chapitre 1
La vaccination à l'ère de la covid-19

Après l'annus horribilis, 2021 sera-t-elle l'annus vaccinalis ?

Depuis près d'un an déjà, la flambée du nombre de sujets infectés par le SARS-CoV-2 secoue la population mondiale. Malgré de nombreux antécédents ayant éprouvé les systèmes de santé publique internationaux au cours des vingt dernières années, cette pandémie est décrite comme d'ampleur inédite. En réalité, c'est probablement son impact sur le territoire européen qui diffère des précédentes vagues épidémiques et marque les esprits[1]. Les mesures de confinement adoptées en France, en Italie et en Espagne sont sans précédent. L'ensemble des gestes « barrières » a permis de freiner l'épidémie, de passer des caps difficiles, sans réussir à endiguer complètement la propagation virale. L'arrivée sur le marché anglo-saxon des premiers vaccins anti-covid-19 a fait couler beaucoup d'encre. Beaucoup y voient une chance de sortir de cette mauvaise passe sanitaire et économique, d'autres considèrent qu'il s'agit d'un danger plus grand encore que celui de tomber malade. Pour comprendre ce qu'il en est vraiment, il faut revenir aux fondamentaux : comment est constitué ce virus ? Sur quel principe reposent les vaccins dont on dispose ? Comment ont-ils pu être fabriqués si rapidement ?

Je pense que d'autres, plus connaisseurs en la matière, se chargeront mieux que moi de détailler les aspects

---

[1] Rappelons que le paludisme continue de frapper majoritairement des femmes enceintes et des enfants, en particulier en Afrique, où l'absence de traitement entraîne très fréquemment la mort de la future maman et une anémie sévère de son enfant, responsable d'un petit poids de naissance et d'une mortalité périnatale élevée. En 2018, pour la deuxième année consécutive, le *Rapport sur le paludisme dans le monde* nous apprenait que parmi les 10 pays africains les plus touchés, 3,5 millions de cas supplémentaires été dénombrés en 2017 par rapport à 2016. (OMS, 2020)

immunologiques et virologiques du sujet. J'ai cherché à être la plus compréhensible possible et à vulgariser au mieux ces notions. Que les puristes veuillent bien m'excuser ce qui pourra leur apparaitre comme des imprécisions. Je suis spécialiste en santé publique, et à ce titre, c'est l'aspect sociétal de la vaccination qui m'intéresse.

Pour comprendre les raisons de son désamour, il faut s'intéresser un minimum aux vaccins, et aux virus qu'ils ciblent. C'est précisément l'objet de la première partie de ce chapitre introductif. La seconde est consacrée à l'analyse des facteurs de risque de refus de cette immunisation anti-covid.

1) Carte d'identité du criminel le plus en vogue

Tout d'abord, il n'existe pas *un*, mais *des* coronavirus. Ce sont des agents zoonotiques (cela signifie qu'ils sont capables de se transmettre d'un animal vertébré à l'homme, et inversement) appartenant à une grande famille dite « coronaviridae ». Leur nom n'a rien à voir avec la bière homonyme. Il provient, plus prosaïquement, de l'aspect caractéristique de la petite boite renfermant son code génétique, la capside virale, en forme de couronne lorsqu'on l'observe au microscope électronique.

1.1) Quel nom, déjà ?

Avec le temps, les techniques d'identification virales sont de plus en plus sophistiquées. Dès lors, on est capable d'en détecter de plus en plus de nouveaux, ce qui fait que la famille des coronavirus s'agrandit rapidement. Comme pour les animaux et les plantes – et le « vivant » dans son ensemble - les virus sont classés en fonction de leur appartenance à une famille, une espèce et un genre. On parle de rangs taxinomiques : les suffixes « -viridae » désignent la famille (ici : coronaviridae) ; « -virinae » la sous-famille (Orthocoronavirinae) et « -virus » le genre et le sous-genre[2] (β-coronavirus de sous-genre Sarbecovirus). Pour certains micro-organismes, comme les virus, on utilise également des sous-genres pour mieux les différencier et aller plus loin dans la classification. Pour simplifier, on abrège « coronavirus » par la dénomination « CoV ». Au total, en prenant en compte les quatre sous-genres (α, β, γ et δ), on comptabilise à l'heure actuelle une quarantaine de coronavirus différents. Les α- et β- coronavirus infectent principalement les mammifères, tandis que les δ- et γ- coronavirus n'atteignent que les oiseaux (Fan et al., 2019).

Le SARS-CoV-1 et le MERS-CoV, responsables d'épidémies en 2002 et en 2013, respectivement, sont tous deux des β- coronavirus. Le premier cas de Syndrome Respiratoire Aigu Sévère (SRAS ou SARS) a débuté dans la ville de Foshan, dans la province chinoise de Guangdong, en novembre 2002. L'OMS fait état de 8 096 cas dont 774 décès (taux de létalité de 9,6 %). En France, sur les 437 cas possibles signalés entre mars et juillet 2003, seuls sept ont été identifiés comme probables. Un de ces patients est décédé. La diffusion internationale de l'épidémie a été attribuée à la conjonction de deux facteurs principaux : la forte capacité de transmission du SARS-CoV-1 et l'application de mesures de contrôle infectieux inadéquates par le gouvernement chinois, du fait d'une insuffisance de préparation à une épidémie de cette ampleur. Dix ans plus tard, le MERS-CoV a émergé, en 2012, en provoquant le Syndrome Respiratoire du Moyen-Orient (ou MERS, pour Middle East Respiratory Syndrome). Moins connu, car n'affectant pas l'homme, le virus SADS-CoV a été responsable d'une vaste épidémie porcine en 2017. On parle de « Swine Acute Diarrhea Syndrome » (SADS).

---

[2] Une espèce désigne des individus similaires pouvant se reproduire entre eux. Si vous faites du jardinage, le nom de vos plantes est, pour la forme savante, composé de deux parties (nom binominal ou binom) : le genre, dont la première lettre est en majuscule, et l'épithète spécifique (espèce), en minuscule. Le tout en italique pour les puristes ! Ainsi, on parle d'*Homo sapiens* ou de *Felis silvestris catus* pour notre ami ronronnant à moustaches. Pour les virus, il en existe tant de différents qu'on les désigne communément par un nom en lien avec les symptômes qu'ils provoquent ou leur origine géographique : SARS-CoV-2, MEDS-CoV, West-Nile Virus, Zika (forêt tropicale en Ouganda) …

En dehors de ces types particuliers, d'autres coronavirus peuvent provoquer des pathologies respiratoires chez l'homme, de manière plus sporadique[3]. C'est le cas, notamment, des α-coronavirus 229E et NL63 et des β- coronavirus OC43 et HKU1 (*on a l'impression que leur trouver un petit prénom sympa n'était pas franchement la priorité*). Ceux-là sont très répandus et ont régulièrement occasionné des pathologies humaines bénignes (rhumes, syndromes pseudo-grippaux) avant l'épidémie de SARS-CoV de 2003.

1.2) 20 ans de connaissances accumulées

Très bien, tout cela est fort passionnant et promet des discussions à bâtons rompus lors des prochaines réunions entre copains (*quand on sera venu à bout de ce petit empêcheur de tourner en rond de virus*), mais quel intérêt ? En effet, il faut être pragmatique (*et encore, je vous ai épargné mes dix heures de recherche sur les relations entre coronavirus et chauve-souris*). En fait, ce préambule est indispensable car il montre que les coronavirus et les réactions immunitaires qu'ils déclenchent chez l'homme ont été étudiés, analysés et observés sous toutes leurs coutures lors de ces épidémies précédentes, il y a presque 20 ans déjà. Autrement dit, nous ne partons pas de « rien » dans l'élaboration de ces vaccins contre la covid-19, nous avions déjà collecté un certain volume d'informations sur le sujet. Ces vaccins ne sont pas sortis ex nihilo de l'esprit torturé d'un professeur Tournesol en mal d'invention ; ils n'ont pas été « bricolés » au petit bonheur la chance mais s'appuient sur des études approfondies de l'immunité contre les coronavirus.

---

[3] En médecine, on oppose une maladie « sporadique », d'apparition irrégulière, atteignant des personnes isolément, d'une maladie « endémique » (qui sévit en permanence dans une région précise), « épidémique » (qui est contagieuse et atteint un grand nombre d'individus) voire « pandémique » (lorsque l'épidémie atteint plusieurs continents voire l'ensemble du globe).

1.3) Génome d'un tueur

A l'intérieur de leur capside en forme de couronne, les coronavirus possèdent un matériel génétique d'un seul brin (on dit « monocaténaire »), l'ARN, de taille volumineuse. Nos cellules humaines disposent elles d'une forme à double brin, l'ADN (la fameuse double hélice découverte par James Watson et Francis Crick il y a presque 70ans). Cette particularité leur permet d'occuper la seconde position sur le podium des plus gros génomes d'ARN viral, après le MHV, le virus responsable de l'hépatite de la souris[4] (*ça, c'est une information qui vous fera passer pour un spécialiste aux yeux des collègues à la machine à café*).

Les deux tiers de ce génome codent pour deux « polyprotéines[5] » appelées ORF 1a et ORF 1b et servant à la synthèse d'ARN et à la modulation de la réponse de l'hôte. Le tiers restant est dévolu au codage de quatre protéines de structure : Spike, Enveloppe, Membrane et Nucléocapside – ainsi qu'à d'autres protéines accessoires. Ces quatre protéines structurelles ainsi qu'ORF1a et ORF1b demeurent relativement constantes. La variation dans la longueur du génome dépend donc surtout du nombre et de la taille des protéines accessoires. Là aussi, cette information d'apparence anodine permet d'expliquer pourquoi ce virus est plus susceptible que d'autres de muter.

En effet, la taille étendue du génome des coronavirus se traduit par un plus fort risque de mutation (Fan et al., 2019). Les modifications génomiques sont facilitées par cette longueur génomique particulière et sont donc communes au sein de la grande famille des coronavirus. Il peut tout aussi bien s'agir de mutations décalantes (insertion, délétion) ou de mutations de type substitutions/recombinaisons. L'expansion du génome favorise l'acquisition de gènes codant pour des protéines accessoires, une considération non négligeable puisque celles-ci peuvent à leur tour permettre l'adaptation des coronavirus à de

---

[4] Ou hépatite « murine ».

[5] C'est une grande protéine inactive, découpée ensuite en plusieurs « morceaux » qui eux, sont fonctionnels.

nouveaux hôtes : on parle de franchissement de la barrière d'espèce. Des mutations spécifiques d'une des quatre protéines de structure, la protéine S (Spike), sont également susceptibles d'entraver l'efficacité des vaccins, comme nous allons le voir.

1.4) Revenons à Spike

Parmi les quatre protéines présentes à la surface du virus, il en est une d'importance capitale : la protéine Spike. On la connait depuis un moment, puisque, comme évoqué précédemment, elle a servi de cible antigénique pour certains vaccins développés pour le SARS-CoV-1 et le MERS-CoV (Du et al., 2009 ; Wang et al., 2016).

Spike joue un rôle essentiel dans l'infection dans la cellule en permettant l'entrée du virus dans les cellules respiratoires via leur récepteur ACE 2, qui a normalement pour but de dégrader l'angiotensine[6]. Lorsque la protéine S du virus rencontre le récepteur ACE2 de votre petite cellule respiratoire, c'est l'amour fou : ils décident de tout plaquer et de « changer de conformation », c'est-à-dire de modifier leur forme afin que celle-ci autorise le transport du virus à l'intérieur de la cellule (endocytose) et la réunion de leurs deux membranes pour n'en former plus qu'une seule (fusion membranaire) (Bonny et al., 2020). À la suite de cela, Spike est exposée sur la membrane de la cellule infectée (cellule hôte). Autrement dit, elle va être présentée à toute autre cellule passant à proximité et notamment à celles du système immunitaire. Exactement ce dont on a besoin !

Cibler Spike s'avère une stratégie payante. C'est aussi une des raisons du gain de temps sur l'élaboration des vaccins anti-

---

[6] C'est cette hormone que ciblent les anti-hypertenseurs dits 'ARA 2' (antagonistes des récepteurs de l'angiotensine II) ou sartans : irbésartan (Aprovel®), candésartan (Atacand®, Kenzen®), losartan (Cozaar®), valsartan (Tareg®), telmisartan (Pritor®), … Notons qu'il n'a pas été mis en évidence de risque accru d'infection à covid-19 pour les personnes prenant ces traitements, il ne faut donc pas les arrêter de votre propre chef ! (Vaduganathan et al., 2020)

covid : cette protéine avait déjà été bien étudiée lors des précédentes épidémies. On savait, à propos du coronavirus responsable de l'épidémie de SRAS de 2003, qu'en déclenchant une réaction immunitaire contre elle, on pouvait obtenir une protection de l'organisme. Ensuite, il fallait connaître précisément la structure moléculaire de cette protéine, afin de pouvoir l'amadouer au mieux. Cela s'est fait finalement assez simplement, puisque dès janvier 2020, à peine quelques mois après le début de l'épidémie, le séquençage était rendu public. L'analyse a été réalisée à partir d'un échantillon prélevé sur un homme de 41 ans présent sur le marché de Wuhan, foyer de la pandémie. De l'étude du SARS-CoV-1, on savait que les anticorps conférés par la vaccination n'étaient pas forcément durables (détectables uniquement dans les 2 ans suivant l'infection, (Wu et al., 2007)) et que le fait d'induire une réponse des lymphocytes T (un type spécifique de globule blanc) après mémoire immunitaire permettait d'éviter les formes les plus sévères d'infection (Channappanavar et al., 2014).

En revanche, comme expliqué précédemment, le génome viral est susceptible de subir des mutations qui peuvent affecter toutes les protéines virales. Dans le cas où une mutation viendrait modifier la conformation de Spike, elle pourrait être moins bien (voire plus du tout) reconnue par le système immunitaire. Les vaccins dont nous disposons actuellement s'avéreraient probablement peu ou pas efficaces, et il faudrait les revoir de sorte qu'ils induisent une immunité contre la nouvelle forme de cette protéine. Ce risque est surveillé au niveau international par le réseau de veille et sécurité sanitaire, afin de le détecter le plus précocement possible et d'adapter la stratégie de lutte contre la covid-19 en conséquence. Il semblerait que son potentiel mutagène, estimé par le taux de substitution (nombre de substitutions/nucléotide/génome/an[7]) soit inférieur à ceux du VIH ou du virus influenza (responsable de la grippe) du fait d'une capacité à réparer directement les mutations affectant le

---

[7] Le nombre de substitution (remplacement d'une base ARN par une autre), par nucléotide (petite brique de 3 bases), pour un génome et sur une durée d'un an serait compris entre 8×10^{-4} et $8{,}1 \times 10^{-3}$.

génome (HAS, 2020). Cette particularité met en jeu une enzyme appelée « exonucléase » et rend les membres de cette grande famille relativement stables. La multiplication récente de nouveaux variants possédant des mutations majeures – variants « anglais », « sud-africain », « brésilien » et un pouvoir contaminant supérieur montrent les limites de ce processus enzymatique.

Autre conséquence possible : la Covid-19 pourrait s'installer sur le long terme, disparaissant et réapparaissant régulièrement, peut-être en hiver, à la manière de la grippe et des virus responsables du panel de syndromes pseudo-grippaux. Dans ce cas, il faudrait là aussi recourir à un vaccin légèrement différent chaque année, afin qu'il soit adapté au mieux aux nouveaux variants.

2) Défiance et vaccins anti-Covid

L'étude COCONEL (pour « Coronavirus et Confinement : Enquête longitudinale ») réalisée par un consortium de chercheurs entre le 31 mars et le 2 avril 2020, interrogeait déjà les 1005 enquêtés sur leur acceptation d'un vaccin. A ce moment, les candidats-vaccins semblaient loin et nous ne savions rien de leur aboutissement et mise sur le marché. 26 % des adultes français avaient répondu que si un vaccin était disponible, ils le refuseraient. Ce refus était plus fréquemment exprimé par les femmes, les 26-35 ans et en milieu populaire (EHESP, 2020).

Dès lors que les vaccins ont été rendus disponibles, plusieurs sondages ont interrogé à nouveau les Français quant à leur intention de se faire vacciner : une enquête de l'Ifop pour le *Journal Du Dimanche*, une de l'institut Elabe pour *BFM TV* et une de l'institut BVA, pour *Europe 1*. Les chiffres qui en ressortent indiquent une certaine méfiance vis-à-vis de ces nouveaux produits de santé.

Selon le sondage BVA, le plus « optimiste » quant à la défiance des vaccins, ce sont tout de même 40 % des français qui déclarent ne pas avoir l'intention de se faire vacciner, en particulier les jeunes de moins de 35 ans (56 %), les employés et ouvriers (55 %) et les sympathisants du Rassemblement National (56 %) (BreakingWeb, 2020). Lorsqu'on englobe les personnes ne voulant pas se faire vacciner et celles ne voulant pas le faire immédiatement, les principales raisons invoquées sont :

- La peur des effets secondaires : 73 % ;
- La rapidité de conception du vaccin : 62 % ;
- Les enjeux financiers autour du vaccin : 38 %.

Ces trois aspects seront détaillés ultérieurement, dans les paragraphes 2.1) et 2.2) pour la peur des effets secondaires et la rapidité d'élaboration des vaccins et dans le chapitre 7 pour leurs enjeux financiers.

Les autres sondages, tous deux réalisés fin novembre 2020, montrent des résultats similaires :

- Selon Elabe, 48 % des français ne veulent pas se faire vacciner, une proportion affectant particulièrement les femmes, les 25-64 ans, les professions intermédiaires et catégories populaires, et les électeurs de Jean-Luc Mélenchon et de Marine Le Pen (ELABE, 2020).

- Selon l'Ifop, les chiffres s'élèvent à 59 % de refus, dont 31 % de personnes ayant répondu « Non, probablement pas » et 28 % de réponses « Non, certainement pas ».

Les enquêtes d'opinion ne doivent pas être surinterprétées. Elles prennent le pouls de la population à un instant donné mais leurs résultats sont largement susceptibles d'évoluer avec le temps, en fonction d'évènements imprévisibles ou non : aggravation brutale du taux d'incidence ou de létalité[8], communication rassurante des professionnels de santé de proximité (médecins généralistes, infirmières), multiplication des formes sévères ou

---

[8] Actuellement, le taux de létalité (nombre de décès liés au covid-19 divisé par le nombre de personnes atteintes) de ce virus est estimée à 0,5-1,4 %. (SPILF, 2021)

aux séquelles invalidantes, etc. Toutefois, la réticence des Français n'est pas nouvelle, et ces chiffres confirment ceux d'une étude de grande ampleur de 2016, sur la confiance vaccinale dans le monde, qui montrait l'hexagone en tête de file des pays les plus méfiants (Larson et al., 2016). Cela leur confère donc une certaine robustesse. Dès lors, il devient tout à la fois passionnant et nécessaire de comprendre les facteurs qui pourraient amener à un échec de la campagne de vaccination anti-covid.

Ces derniers peuvent être divisés en deux catégories :

- ❖ Communs à l'ensemble des vaccins :
  - Internes à l'individu : personnalité et profil psychologique, croyances et préférences, religion et spiritualité ;
  - Externes à l'individu : poids de l'histoire, appartenance à certains groupes sociaux, communication politique, intégration (ou non) des professionnels des soins primaires dans la campagne.

- ❖ Spécifiques à la vaccination contre la covid :
  - Vitesse de mise sur le marché de ces vaccins (2.1) ;
  - Utilisation de technologies nouvelles (2.2) ;
  - Lenteur de mise en route de la campagne française (2.3).

2.1) Vitesse de production prodigieuse

Le processus de recherche-développement, de production, d'essais cliniques et de commercialisation est très habituellement très long, de l'ordre d'une quinzaine d'années, pour un nouveau médicament. Par conséquent, il est normal que la vitesse de conception et de mise sur le marché des vaccins anti-covid inquiète. En réalité, elle peut facilement s'expliquer par cinq grands mécanismes :

- ▪ L'immunité des coronavirus avait déjà été bien étudiée (cf supra) ;

- Le génome codant pour la protéine S a été très rapidement séquencé (cf supra) ;
- La recherche s'est effectuée en parallèle dans plusieurs laboratoires et sur plusieurs candidats-vaccins issus de technologies différentes ;
- Un énorme consensus public-privé s'est formalisé ;
- Les processus de vérification par les autorités ont été accélérés.

Les deux premiers mécanismes ayant déjà été décrits précédemment, nous nous concentrerons à présent sur les trois suivants.

Devant l'enjeu sanitaire et économique que représente cette crise, rapidement des candidats-vaccins se sont mis à fleurir partout sur le globe, la plupart des grandes firmes habituelles s'étant lancées dans le défi, parfois appuyées par de jeunes start-up des biotechnologies (*ou biotech, c'est plus branché*). Ainsi, Pfizer s'est associé avec BioNTech, Astra Zeneca avec la société italienne Advent-IRBM, ces jeunes entreprises ayant tout à gagner à tenter l'aventure. Outre ces « grands classiques » de l'industrie pharmaceutique, on comptait également Moderna, la biotech qui a décidément réussi un coup de maitre, Sinopharm (China National Pharmaceutical Group), le centre national Gamaleya d'épidémiologie et de microbiologie de Moscou[9]... Au total, en ce début janvier 2021, les grands gagnants se révèlent être Moderna et Pfizer/BioNTech, pour leur mise sur le marché européen de vaccins à ARN messager (Simon, 2021). Pour en arriver là, très tôt de multiples partenariats publics-privés se sont déployés. Le COVAX[10], la branche « vaccin » du dispositif de collaboration mondiale d'accès aux outils de lutte contre la covid-19, a rapidement fait connaitre son objectif d'accélérer le développement de vaccins à l'échelle mondiale. Aux Etats-Unis, très tôt, le « Warp Speed »[11] (programme

---

[9] Les essais de leur vaccin, Sputnik V, ont été rapidement controversés. (Callaway, 2020)

[10] COVAX est co-dirigée par l'Alliance Gavi, la Coalition pour les innovations en matière de préparation aux épidémies (CEPI) et l'OMS. (OMS, 2021)

[11] « La vitesse de l'éclair », en français. Rien que cela !

institutionnel reliant gouvernement – industrie) a financé massivement plusieurs entreprises, le but fixé étant l'obtention de 300 millions de dose d'un produit efficace et sans risque dès janvier 2021 (U.S. Department of Health & Human Services, 2020). Mission réussie, puisque sur les 125 potentiels vaccins en devenir, il n'en restait plus que 14 en mai 2020. In fine, en juin, les 5 meilleurs d'entre eux étaient sélectionnés (Weiland & Sanger, 2020). Le *Journal of American Medical Association* nous offrait alors un compte-rendu et un point d'avancement de ces candidats encore en lice (Tableau 1).

Tableau 1 : Etat d'avancement des candidats vaccin contre la covid 19 en juin 2020. D'après (O'Callaghan et al., 2020)

Candidat-vaccin	Technologie utilisée	Simple dose prévue ?	Etape d'avancement des essais
Moderna	**ARN messager**	**Non**	**Phase clinique 2a**
Pfizer	**ARN messager**	**Potentiellement**	**Phase clinique 1-2**
Merck	**Vecteur viral réplicable**	**On ne savait pas**	**Phase préclinique**
Johnson&Johnson	**Vecteur adénoviral**	**Oui**	**Phase clinique 1-2a**
AstraZeneca	**Vecteur adénoviral**	**Oui**	**Phase clinique 1-2**

Les processus d'analyse des vaccins par les autorités sanitaires européennes et françaises ont également été grandement accélérés, via des procédures spécifiques. L'une d'entre elles, appelée « rolling review » consiste par exemple à analyser les données (d'efficacité et de sécurité) toutes les deux semaines (SPILF, 2021). C'est une grande différence par rapport à ce qui se fait habituellement, où on attend que l'ensemble des études soit terminé pour les examiner à la fin. Ici, l'analyse se fait au fil de l'eau, un gain de temps considérable dans le processus d'évaluation réglementaire, souvent pointé du doigt et accusé de freiner l'innovation thérapeutique en France. L'évaluation d'un nouveau médicament (les vaccins sont, sur le plan juridique, considérés comme tels et donc évalués de la même manière) suit les étapes suivantes (Figure 1).

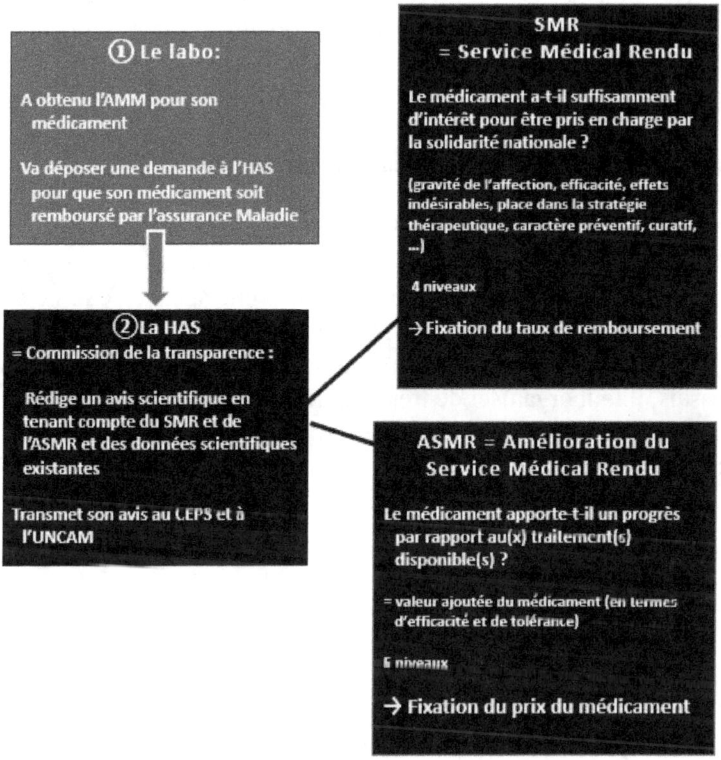

① Le labo:
A obtenu l'AMM pour son médicament
Va déposer une demande à l'HAS pour que son médicament soit remboursé par l'assurance Maladie
②La HAS
= Commission de la transparence :
Rédige un avis scientifique en tenant compte du SMR et de l'ASMR et des données scientifiques existantes
Transmet son avis au CEPS et à l'UNCAM
SMR
= Service Médical Rendu
Le médicament a-t-il suffisamment d'intérêt pour être pris en charge par la solidarité nationale ?
(gravité de l'affection, efficacité, effets indésirables, place dans la stratégie thérapeutique, caractère préventif, curatif, ...)
4 niveaux
→ Fixation du taux de remboursement
ASMR = Amélioration du Service Médical Rendu
Le médicament apporte-t-il un progrès par rapport au(x) traitement(s) disponible(s) ?
= valeur ajoutée du médicament (en termes d'efficacité et de tolérance)
5 niveaux
→ Fixation du prix du médicament

Figure 1 : L'évaluation d'un nouveau médicament (dont vaccin) en France

Prenons l'exemple de la commission de transparence de la Haute Autorité de Santé (HAS). Son rôle est majeur, elle examine les données scientifiques produites par la firme : essai clinique (résultats d'efficacité) et données de sécurité (nombre et description des effets indésirables survenus), après que le produit (ici, le vaccin) a obtenu son autorisation de mise sur le marché (AMM) et a été validé par l'agence européenne du médicament.

Avant la pandémie, toutes les commissions de la HAS avaient lieu physiquement dans ses locaux (Saint-Denis, 93). Désormais, des sessions en visioconférences sont autorisées afin d'éviter la prise de retard sur l'évaluation des produits de santé. En dehors des membres de la commission, en grande majorité des médecins, pharmaciens et épidémiologistes, d'autres personnes, au rôle consultatif (ne pouvant pas voter) y assistent : des membres du Ministère de la santé (Direction de la sécurité sociale, Direction générale de la santé, etc), de l'Agence Nationale de Sécurité du Médicament (ANSM)… Autrement dit, beaucoup d'individus dont les agendas doivent se libérer simultanément. On comprend bien, pour une agence de taille au moins équivalente comme l'Agence européenne du médicament (EMA), que lorsque toutes les données sont évaluées à la fin des essais, il faut organiser de très longues sessions, difficiles à gérer sur le plan logistique. Pouvoir examiner les données au fur et à mesure, dès qu'elles sont disponibles, rend le processus d'évaluation beaucoup plus fluide et plus rapide.

2.2) Nouvelles technologies

Il s'agit surtout de l'utilisation de la génétique. Les vaccins reposant sur cette technologie (les fameux vaccins à ARN messager) s'appuient sur un ou plusieurs gènes du coronavirus codant pour une des protéines évoquées au paragraphe 1.

Le génome d'un individu (c'est-à-dire l'ensemble de son information génétique, son ADN) est contenu dans le noyau de ses cellules. Ces gènes contiennent un plan de fabrication des protéines. Pour que cette production se déroule bien, plusieurs étapes sont nécessaires, car l'ADN est dans le noyau tandis que l'assemblage des protéines se déroule dans le reste de la cellule, dans son milieu interne qu'on appelle cytoplasme. L'ARNm sert justement d'intermédiaire, il traverse le noyau pour aller à la rencontre de la machinerie cellulaire (le ribosome) et lui transmettre le plan génétique de la protéine à construire. On parle de « transcription » de l'ADN en ARN messager (ARNm). Lorsque ce dernier quitte le noyau pour arriver dans le cytoplasme et servir à l'élaboration d'une protéine, on parle de « traduction ».

Ainsi, les ARNm utilisés dans ces vaccins[12] codent pour une protéine du SARS-CoV-2, la fameuse protéine S. Lorsque celle-ci est fabriquée par la cellule, elle est exposée à sa membrane. Par la suite, elle est considérée comme un antigène par notre organisme, c'est-à-dire quelque chose d'extérieur à nous qu'il faut combattre par le système immunitaire. S'en suit alors la production d'anticorps neutralisants par les lymphocytes B, une destruction des cellules infectées par les lymphocytes T dits « cytotoxiques », et, surtout, la création de lymphocytes T mémoire. Ces dernières pourront reconnaître et combattre efficacement le SARS-CoV-2 avant qu'il n'entraine une infection chez l'homme en cas de rencontre ultérieure avec le coronavirus (SPILF, 2021).

Cette nouvelle technologie, comme tout nouveau produit, suscite la peur. En particulier du fait de deux arguments :

- Si l'ARNm vaccinal peut faire produire à nos cellules des protéines en se substituant à notre ADN, est-ce qu'il ne pourrait pas aussi modifier nos gènes ?

Non, car l'opération ne peut se faire que dans un seul sens. D'une part, car l'ARN ne pénètre pas dans le noyau des cellules où se situe notre génome, d'autre part, parce que ce dernier est sous forme double brin d'ADN. Or, ARN et ADN ne peuvent se mélanger et nous n'avons pas d'enzyme permettant de transformer l'ARN en ADN ; seul l'inverse est réalisable. Certains avancent que le mélange de deux génomes est impossible. En réalité, en biologie cela arrive que deux ADN coexistent dans un individu, c'est ce qu'on appelle une chimère. Elle survient lorsque des faux jumeaux, encore à l'état d'embryon, fusionnent ; une situation qui serait rarissime.

[12] Notons que l'ARNm en question utilisé dans les vaccins n'est pas extrait du SARS-CoV-2, mais est reproduit à l'identique par synthèse en laboratoire.

- Qu'est-ce que ces « nanoparticules » dont on parle, et qui sont injectées en même temps que l'ARNm ?

Le groupe prévention-vaccination de la Société de pathologie infectieuse de langue française (SPILF) explique très bien ce second point : *« l'ARNm vaccinal ne peut pas être injecté sous une forme « nue » car elle serait immédiatement dégradée, avant même de pénétrer dans une cellule. Pour lui permettre d'entrer dans le cytoplasme, l'ARNm doit être protégé au sein d'une enveloppe lipidique, dont la taille est inférieure à 0,1 µm, d'où le préfixe « nano » ; mais il ne s'agit pas des nanoparticules telles qu'elles ont pu être évoquées en science-fiction (nano-robots par exemple). La membrane de nos cellules est composée du même type de molécules. Une fois injectées, les nanoparticules peuvent fusionner avec la membrane de la cellule, et ainsi libérer l'ARNm pour qu'il puisse être traduit en protéine antigénique, qui va permettre de déclencher une réaction immunitaire »* (SPILF, 2021). Ces particules sont composées de lipides, du cholestérol et du « PEG », pour polyéthylène glycol. Ce dernier est utilisé depuis de nombreuses années par voie orale (les préparations coliques que l'on fait boire aux patients avant une coloscopie en contiennent, de même que certains laxatifs comme Forlax®, Fortrans®, Movicol® et leurs génériques à base de macrogol). Le cholestérol est un composant essentiel de nos membranes cellulaires, à cette dose extrêmement petite, il ne risque pas d'entraîner une augmentation du taux de cholestérol que l'on voit sur une prise de sang, par exemple. Par ailleurs, le PEG est généralement bien toléré, même si, comme on peut également le voir sur la notice des médicaments mentionnés (supra), il entraine parfois de très rares mais intenses réactions allergiques.

2.3) La France lente au démarrage ?

La campagne de vaccination anti-covid a été instaurée beaucoup plus lentement en France que pour le reste de ses voisins. Pour pouvoir quantifier exactement le nombre de personnes vaccinées, l'agence Santé Publique France met en place des indicateurs de suivi. François de Closets, journaliste et essayiste, déplorait cette lenteur (qui contraste avec la vitesse à laquelle les vaccins ont été rendus disponibles) : *« Elle [l'administration] a [...] pondu un mode d'emploi de 45 pages prévoyant une consultation préalable ! La procédure prévoit aussi un consentement donné par écrit et renouvelé de vive voix, s'y ajoute un suivi, la tenue d'un fichier conservant le numéro du lot, etc. Autant de règles qui deviennent ingérables lorsqu'il s'agit de personnes très âgées, bien souvent sous tutelle, qui constituent pourtant la première cohorte des Français à vacciner »* (De Closets, 2020)

Initialement très critiquée *(mais comme à peu près tout dans la gestion de la covid...)* la stratégie de priorisation de la HAS est toutefois assez logique. Dans un contexte de fortes tensions d'approvisionnement en vaccins – les firmes pharmaceutiques doivent les produire massivement pour protéger une grande partie de la population[13] – elle s'adresse en priorité à ceux les plus à risque de formes graves de covid-19 voire de décès. Le taux de mortalité des plus de 80 ans est en effet cinq fois plus élevé que la moyenne et 66 % des plus de 70 ans seraient atteints d'une maladie les fragilisant et augmentant leur risque de formes graves de covid (Clark et al., 2020 ; Nations Unies, 2020).

Cette montée en charge très progressive pourrait même créer une sorte de retour de flamme. Nous sommes des êtres parfois contradictoires : le fait de ne pas pouvoir être vacciné pourrait justement faire prendre conscience de la « valeur » du vaccin. On désire ardemment ce qu'on ne peut avoir. D'ailleurs certaines marques l'ont compris et en font leur créneau : l'industrie du luxe utilise fréquemment ce biais cognitif. De grandes maisons créent par exemple des collections en toute petite quantité, où les produits sont sold-out en quelques heures. Premiers arrivés, premiers servis, et ça marche ... Les gens se ruent dessus. Plus maligne encore, Hermès et ses sacs emblématiques nécessitant une inscription sur liste d'attente – parfois de plusieurs années - avant de pouvoir espérer arborer fièrement sa gibecière griffée au

[13] Contrairement aux autres vaccins qui ciblent en général les nourrissons ou des sujets spécifiquement identifiés et sont administrés de manière échelonnée dans le temps.

bras. Lorsqu'un objet est difficile à se procurer, il devient désirable. La rareté est perçue comme un signe de qualité. C'est une notion clé en économie : le manque fait la valeur d'un produit. Une demande insatisfaite entraine une frustration, qui pousse à désirer cette chose qui nous est refusée et à accepter d'y mettre le « prix » : au sens propre en marketing, au sens figuré lorsqu'on extrapole à la santé (renonciation à ses inquiétudes, temps pris pour se faire vacciner, légère douleur de l'injection en sont quelques exemples).

Chapitre 2
Controverses du XXème siècle

Outre cette question criante d'actualité, la vaccination ne concerne bien évidemment pas que la covid-19, loin de là. La méfiance envers ce nouveau vaccin est liée entre autres à des spécificités propres telles que l'utilisation de matériel génétique et une mise en œuvre fulgurante, donnant à certains l'image d'un produit à la sécurité au rabais. Je pense réellement, toutefois, que si la situation diffère dans notre pays comparativement à nos plus proches voisins européens, c'est que le poids du passé, même inconsciemment, pèse sur nos épaules. Les historiens de la santé ont développé largement l'histoire de la vaccination et les oppositions qu'elle a suscitées dès ses prémices. Sans remonter le temps vers un passé lointain, les cent dernières années sont riches d'enseignement. Tous les dix ans environ, une nouvelle polémique éclate sur un vaccin. Pire encore, ces débats houleux se surajoutent à un passif de scandales sanitaires. Ce contexte est primordial car il contribue à entériner la méfiance. La seconde moitié de notre XXème siècle est émaillée de plusieurs évènements marquants dans l'histoire de l'opposition aux vaccins : grippe porcine aux Etats-Unis dans les années 70, coqueluche dans les années 80, et plus récemment vaccin ROR et anti-hépatite B.

La crise actuelle de confiance vaccinale est la conséquence de cette périodicité décennale : chacune de ces « mini-crises » nous a progressivement rapprochés de la situation d'aujourd'hui. Celle-ci est donc le résultat d'une accumulation. Tous les 10 ans donc, une nouvelle controverse se surajoute à la précédente, constituant ainsi une sorte de marche d'escalier nous rapprochant vers l'acmé de la défiance. Cet escalier, recouvrant 50 ans de notre histoire contemporaine, est donc constitué de :

- L'affaire de la grippe porcine ou le « swine flu fiasco » (années 70 : marche 1) ;
- La vaccination contre la coqueluche (années 80 : marche 2) ;

- Les doubles polémiques entre vaccin anti-hépatite B et sclérose en plaque (SEP) et vaccin ROR et autisme (années 90 : marche 3) ;
- L'épidémie de grippe A H1N1, qui déclenche un malaise sans précédent (années 2000 : marche 4) ;
- L'extension de l'obligation vaccinale à 11 vaccins, alors même que les blessures de la grippe A n'étaient pas refermées, et le Dengvaxia® aux Philippines (années 2010 : marche 5).

Avant d'aborder plus spécifiquement ces différentes strates (2), voyons comment les vaccins ont été accueillis au tout début du XXème siècle (1).

1) Un siècle de montée en puissance

Du fait de l'absence d'obligation vaccinale jusqu'en 1902 - puis d'une obligation peu appliquée - les mouvements antivaccins restent timides jusqu'au milieu du XX-ème siècle. Cette période discrète est néanmoins suivie par ce que les antivaccins nommeront « *l'invasion vaccinale* ». En effet, c'est au moment où les vaccins contre la diphtérie, le tétanos, la tuberculose et la poliomyélite sont rendus obligatoires[14] entre 1935 et 1964 que les mobilisations contre la vaccination s'accentuent en France.

[14] Le vaccin antidiphtérique est élaboré en 1923 par Gaston Ramon, qui découvre également l'année suivante, en 1924, le vaccin antitétanique. Le vaccin antituberculeux est utilisé pour la première fois avec succès en 1921 tandis que le vaccin antipoliomyélitique est l'objet d'une guerre de l'élaboration entre Salk et Sabin, responsables respectivement de la forme injectable et de la forme orale du vaccin. C'est dans ce contexte que ces vaccins sont mis au point en 1954 et 1961.

1.1) Ligues antivaccinales

En 1948, la ligue « Santé et Liberté » est fondée par le professeur Jules Tissot du Muséum d'Histoire Naturelle de Paris. Il souhaite remettre en question les dogmes pasteuriens et il est l'un des premiers à douter de l'efficacité et de la pertinence des vaccins après la guerre 14/18.

Des arguments financiers sont soulevés. Prenons par exemple cet extrait du journal *La Croix* de 1951, à propos du BCG :

« *Ainsi que nous l'avons signalé dans notre dernier numéro, la Commission des Finances, pour protester contre l'obligation de la vaccination au B.C.G., avait réduit de cinq millions, dans le budget de la Santé publique, les crédits relatifs à la prophylaxie de la tuberculose. Cette décision a provoqué de nombreuses réactions sur tous les bancs de l'Assemblée. Sont intervenus notamment en faveur du vaccin MM. Lafay (R.G.R.), Pasteur-Valery-Radot (R.P.F.), Mme François (com.) et M. Cordonnier (soc.). Celui-ci, auteur de la loi, tint notamment à déclarer que dans le Nord, sur 72 390 vaccinations effectuées en trois ans, pas un seul accident n'était intervenu. En ce qui concerne la mortalité par tuberculose, elle est passée, toujours dans le même département, de 188 pour 100 000 habitants, en 1941, à 60 en 1950. [...] L'Assemblée, à la quasi-unanimité, devait ensuite rejeter la proposition de la Commission des Finances. Ainsi, le B.C.G. reste obligatoire.* » (Bertrand & Torny, 2004)

Les associations de défense des familles et les médecins catholiques sont également vivement opposés à l'obligation vaccinale. La Ligue contre les vaccinations, qui devient dix ans plus tard la Ligue Nationale pour la Liberté des Vaccinations (LNLV), est créée en 1954 par Marcel Lemaire. Elle est issue initialement du regroupement de plusieurs mouvances :

- Une association de médecins, Libre Santé, s'opposant à la loi rendant obligatoire la vaccination contre la tuberculose (1950) ;

- Une association de parents d'enfants victimes d'accidents post-vaccinaux ;
- Et des membres du mouvement « la Vie Claire[15] ».

Le décret du 28 février 1952, article 12, contraint les parents à faire vacciner leurs enfants contre leur gré (sous peine d'amendes et/ou d'exclusion de l'école). Dans l'ambiance régnante, cette disposition agit comme un catalyseur. Les années 50 sont ainsi le théâtre d'arguments antivaccins récurrents qui s'appuient essentiellement sur une propagande mettant en avant les accidents post-vaccinaux (abcès, tuberculose disséminée et autres complications, parfois même débattues dans les tribunaux). Le but est de jouer avec la peur et la méfiance des individus. Ces récits s'inscrivent en outre vingt ans après le drame de Lübeck, encore très vif dans les esprits.

1.2) Accident de Lübeck

A la fin des années 20, à l'Institut Pasteur de Paris, les premiers résultats de la vaccination par le BCG sont convaincants. Cette bonne nouvelle arrive jusqu'à Lübeck, en Allemagne, où le Docteur Ernst Altstaedt et le directeur de l'Hôpital Général, Georg Deycke, décident d'initier un programme de vaccination des nourrissons. Cette initiative est audacieuse, puisque prise à l'encontre des directives de l'Office de Santé du Reich. Pour cela, ils demandent à leurs confrères français de leur envoyer des cultures de Bilié Calmette et Guérin, afin de les transformer localement en vaccin. La vaccination commence alors officiellement le 24 février 1930, dès que les préparations vaccinales sont prêtes. La campagne remporte un certain succès, puisque la majorité des parents accepte cette vaccination gratuite. Près de 85 % des nourrissons sont vaccinés oralement.

---

[15] Henri-Charles Geffroy, né en 1895 est un écrivain et essayiste à l'origine de la revue ***La vie claire*** et de la création de la chaîne de magasins biologiques du même nom. Il prône à l'époque l'idéal d'un mode de vie sain et d'une alimentation « naturelle ».

Malheureusement, plusieurs décès surviennent par suite de survenue de cas de tuberculose chez les bébés. Sur les 251 enfants vaccinés, 72 meurent d'une tuberculose généralisée et 131 autres subissent une tuberculose clinique avec guérison. Très vite, la campagne est arrêtée. On découvre alors qu'il y a eu contamination lors des préparations vaccinales par des souches virulentes de tuberculose, le laboratoire ne possédant pas de séparation entre les zones d'entrepôt des cultures de vaccins et des cultures de tuberculose infectieuse. De plus, grisés par les succès parisiens, les instigateurs n'avaient prévu aucun contrôle médical pour les jeunes vaccinés. Aujourd'hui encore, cet accident dramatique qui a fait perdre plus d'une décennie à la reconnaissance du BCG, atteste de la nécessité de contrôles de qualité et de sécurité, réalisés de manière extrêmement précautionneuse par les fabricants. Ces étapes représentent d'ailleurs la plus grande part temporelle dans l'élaboration d'un vaccin.

1.3) Contre le paternalisme médical

Dans les années 70, le docteur Gotschlich découvre la capsule polyosidique des bactéries telles que le méningocoque[16], le pneumocoque ou le H. influenzae b. Cette capsule est utile à certaines bactéries en leur permettant d'échapper aux systèmes de défense de l'organisme, en particulier chez les nourrissons et les jeunes enfants. Elle est immunogène après 1 an mais ne permet alors pas d'entraîner une mémoire immunitaire. En d'autres termes, elle permet la production de cellules immunitaires qui se battent pour défendre l'organisme, mais ce dernier ne garde pas en mémoire l'identité de son « agresseur » … et ne peut pas réagir plus rapidement en cas de nouvelle intrusion. Or, l'intérêt de la mémoire immunitaire est justement de pouvoir reconnaitre l'agent infectieux, et donc de répondre

---

[16] En fait, dès 1969 un vaccin contre la méningite (causée par le méningocoque) est à l'essai selon Charles R. Schroth, Journal de Genève, 12 mai 1969. L'article initial est disponible sur les archives historiques du journal suisse *Le Temps* (Schroth, 1969).

très vite à cette attaque, avant même que la maladie ait le temps de se déclarer.

Sur le plan politique, l'émergence de mouvements d'extrême gauche remet totalement en question l'hégémonie médicale et notamment son modèle paternaliste. Les mouvements antivaccinaux sont particulièrement virulents à ce moment. Dans le contexte de la période électorale précédant les législatives, Simone Delarue, présidente de l'association de la Ligue Nationale pour la Liberté des Vaccinations de 1978 à 1992 et rédactrice en chef de la revue *Santé, Liberté et vaccinations*, déclare :

« *En cette période préélectorale, il est intéressant de voir comment la prévention des maladies par des campagnes de vaccinations s'insère dans une conception plus générale de la société. [...] En 1970, la vingt-troisième Assemblée Mondiale de la Santé est allée beaucoup plus loin en affirmant que « le droit à la santé est un droit fondamental de l'être humain ». [...]*

Le problème des vaccinations et même de leur obligation est considéré chez les hommes politiques comme mineur alors qu'au contraire c'est un problème fondamental. [...]. En cette période où chaque parti se fait le champion des défenses des libertés et de la qualité de la vie c'est à nous qu'il revient d'exiger pour chacun un réel « droit à la santé » et à la liberté en suscitant une prise de conscience en profondeur chez ceux qui désirent être nos représentants. »

L'obligation vaccinale antivariolique est d'autant plus décriée qu'elle cesse d'être conseillée ou obligatoire en Angleterre, aux Etats-Unis et au Canada, alors qu'en France le décret du 27 mai 1973 renforce les amendes à l'égard des parents récalcitrants.

Dans les années 80, Rachel Schneerson et John Bennett Robins conjuguent les sucres membranaires (polysaccharides) d'origine microbienne à une protéine porteuse, ce qui présente l'avantage d'apporter une immunogénicité dès les premières semaines de vie avec un effet rappel. Ainsi, les antigènes issus des sucres de bactéries (ne pouvant normalement activer que les lymphocytes B) sont couplés chimiquement (on dit « conjugués ») à des protéines. De cette manière, ils peuvent mobiliser également les lymphocytes T.

Quelques mots sur ces étranges petites cellules

Les lymphocytes sont des cellules immunitaires appartenant à la famille des leucocytes, les globules blancs (En grec, « leuco » = blanc et « cyto » = cellule). Ils peuvent être de deux types, B (comme « Bone », car ils proviennent de la moelle osseuse) ou T (comme « Thymus », où ils achèvent leur maturation). Les lymphocytes B sont responsables de la fabrication des anticorps. On parle d'immunité humorale, du temps où les « humeurs » désignaient les fluides humains. Les lymphocytes T, eux, sont responsables de l'immunité à médiation cellulaire (ils mobilisent d'autres cellules jouant un rôle dans l'immunité). Ils se différencient en 2 sous-groupes principaux, dont les cytotoxiques (cellules tueuses) évoquées précédemment. Les lymphocytes participent aussi à la création de

2) Escalier du désamour

A présent, revenons plus précisément sur les 50 dernières années et les étapes de construction de la méfiance vaccinale :

- La vaccination contre la grippe porcine aux Etats-Unis ou le « swine flu fiasco » (1976) ;
- Le vaccin anticoquelucheux et les dommages cérébraux (entre 1974 et 1988) ;
- Le vaccin anti-hépatite B et la survenue de scléroses en plaque (SEP) (à partir de 1996), et le ROR et l'autisme (à partir de 1997 en Angleterre) ;
- La grippe A H1N1 (2008-2009) ;

- La dramatique vaccination contre la dengue aux Philippines (2017-2018) et l'extension de l'obligation vaccinale à 11 vaccins pour les nouveau-nés (2018).

Les trois premières étapes seront abordées ci-après, les deux suivantes dans le chapitre 3.

2.1) Swine flu fiasco

C'est le sobriquet qui a été attribué a posteriori à cette histoire. Bien que survenue outre-Atlantique, elle a fortement marqué l'esprit des médecins et leur confiance dans les vaccins. Son retentissement est moindre dans la population générale puisque à l'époque, elle n'a pas fait grand bruit. En effet, en 1976, il n'y a pas d'Internet, de smartphone ou de réseaux sociaux permettant de partager toute information instantanément comme c'est d'usage aujourd'hui. Ce désastre vaccinal, car c'est bien de cela dont il s'agit, un échec ayant entraîné plusieurs victimes de syndrome de Guillain-Barré, s'est déroulé dans la seconde moitié des années 70. Il est toujours facile de juger a posteriori, de critiquer ce qui a été fait, ce qui a manqué et ce sur quoi on aurait dû s'abstenir. Toutefois, j'avoue humblement ne pas savoir s'il était possible de faire mieux, et encore moins si personnellement j'en fusse capable. Aussi, je me garderai bien de toute moralisation et de tout jugement de valeur dans le récit de cette histoire, comme dans celui des suivantes. Cette « affaire de la grippe porcine » nous est fort bien racontée par le docteur Michael Gregg, dans une tribune publiée au sein de la *Revue du Praticien médecine générale* (Gregg, 1990). Ce spécialiste en santé publique a pu suivre cette affaire de près, car il travaillait au sein du Center for Disease Control (CDC) d'Atlanta, partie prenante dans l'organisation de cette campagne de vaccination de masse.

À la fin des années 70, la grippe inquiète peu. Les journalistes font leurs choux gras des diverses épidémies, comme c'est le cas actuellement, mais la majorité des Américains ne se fait pas vacciner. Pourtant, par le passé, plusieurs épisodes majeurs ont déstabilisé l'Amérique. En particulier, en 1957, une terrible pandémie de virus grippal de type A H2N2 s'abat sur le monde. Le vaccin contre cette grippe asiatique arrive après la bataille, puisqu'il est rendu disponible seulement un mois après la première vague épidémique. C'est un fiasco mortel, le nombre de morts en excès étant estimé à environ 70 000. En 1968 l'histoire se répète, le vaccin arrivant de nouveau un mois après le pic épidémique. Cette pandémie (grippe de Hong Kong) entraîne 30 000 décès, seuls 10 % des sujets à risque étant vaccinés. Alors, quand plusieurs cas de grippe porcine surviennent chez des militaires lors de la deuxième semaine de février 1976, l'accueil est mitigé. En effet, on sait que tous les 10 ans environ, une « grosse grippe » survient. En outre, à l'époque certains scientifiques croient en une théorie de recyclage, selon laquelle tous les 60 à 70 ans des souches virales antérieures réapparaissent. Or, cela fait précisément une soixantaine d'années que la grippe de Hong Kong et son vaccin arrivé trop tard ont fait tant de morts. Autre information venant peser dans la balance : c'est à nouveau un virus de type A, avec lequel les scientifiques entretiennent des rapports prudents. En effet, le virus responsable de la grippe, l'influenza, peut être de quatre types (A, B, C ou D)[17] et la forme A est décrite comme étant la plus à risque d'induire des pathologies sévères et des décès.

Comme le raconte modestement Michael Gregg, « *tout bien considéré, de nombreux experts estimaient que les risques d'épidémie étaient réels mais faibles* » et qu'il « *était probablement préférable de vacciner, même si aucune épidémie n'advenait, que s'abstenir de vacciner, avec la possibilité de survenue d'une épidémie majeure* ». (Gregg, 1990)

Après négociation avec l'industrie pharmaceutique, le Président Gérald Ford accepte la responsabilité légale d'un programme de vaccination de masse, alors même qu'il n'existe aucune preuve d'infection grippale porcine aux États-Unis ou ailleurs dans le monde. In fine, au 1er décembre 1976, 45 millions de personnes

[17] La suite de l'appellation des virus grippaux est donnée par leur protéines de surface : hémagglutinine (H) et neuraminidase (N).

sont immunisées. Les CDC, outre leur mission de chiffrage et de suivi des cas de grippe et de distribution des vaccins, sont chargés de mettre en place un système de surveillance d'éventuels effets indésirables. Le 16 décembre 1976, l'ensemble des activités de vaccination est brutalement stoppé. En effet, une étude clinique montre une corrélation entre le fait d'être vacciné et le développement d'un syndrome de Guillain-Barré. Plus tard, ce risque relatif sera estimé 8 fois supérieur chez les vaccinés que chez ceux ne l'ayant pas été.

2.2) Vaccin contre l'hépatite B et sclérose en plaque

Cette fois, c'est une histoire typiquement française que nous allons aborder, le premier vaccin contre l'hépatite B utilisé chez l'homme étant même dû à un compatriote, le professeur Philippe Maupas. La modification de stratégie vaccinale à l'égard de l'hépatite B, dont le vaccin devient soudainement fortement recommandé pour tous les bébés, a d'abord surpris une grande partie du monde médical. Par la suite, la possibilité de son implication dans la survenue de sclérose en plaque a eu un grand impact en population générale, et c'est bien naturel. L'incompréhension des médecins sur les revirements du gouvernement vis-à-vis de ce vaccin les a conduits à une certaine circonspection. Pourquoi défendre ce vaccin dont on ne comprend pas bien pourquoi, tout à coup, il devient indispensable ?

En effet, l'hépatite B est une infection du foie par un virus transmis essentiellement à l'âge adulte, par voie sanguine et sexuelle (rapports anaux, vaginaux ou oro-génitaux). La voie sanguine correspond, en pratique, à des situations multiples : partage d'aiguilles, de seringues, de préparation ou de matériel d'injection pour les usagers de drogue par voie intraveineuse, pailles utilisées pour le « sniff », brosses à dents, rasoirs, coupe-ongles, tatouages, piercings et acupuncture avec défaut de stérilisation (Mennecier, 2010). Par ailleurs, la transmission est possible lors de l'accouchement si la maman est porteuse d'une hépatite B, et lors de l'allaitement. Toutefois, dans l'hexagone, cette contamination maternelle est évitée par le dépistage systématique et obligatoire des futures mamans au sixième mois de grossesse dès 1992. Pour éviter l'infection de leur bébé chez les porteuses, on effectue une sérovaccination du nourrisson à la naissance, c'est-à-dire qu'on lui donne à la fois directement des anticorps dirigés contre l'hépatite B et le vaccin, pour que son système immunitaire puisse secondairement fabriquer lui-même ses anticorps.

La France est peu touchée par l'hépatite B, avec une prévalence de l'antigène HBs[18] dans la population générale estimée à 0,65 % (mais jusqu'à 5,25 % chez les individus nés en Afrique subsaharienne) (Pol & Vallet-Pichard, 2020). Pendant des années, les médecins français ont négligé cette infection du fait de cette faible « endémicité ». De ce fait, la vaccination était simplement recommandée[19] pour certaines personnes à risque, telles que les personnes ayant des relations sexuelles avec des partenaires multiples, celles voyageant dans les pays de moyenne ou de forte endémie (séjours fréquents ou prolongés) ou amenées à y résider, les usagers de drogues injectables, les patients susceptibles de recevoir des transfusions massives et/ou itératives ou des médicaments dérivés du sang (hémophiles, dialysés, insuffisants rénaux, etc) (Mallet & Rudler, 2017).

Malgré tout, les systèmes de surveillance sanitaire mettent en évidence une augmentation des cas de transmissions par voie sexuelle. L'hépatite B devient une « MST » (maladie sexuellement transmissible) chez les jeunes gens (Alter & Margolis, 1990). Et surtout, ailleurs dans le monde, l'hépatite B est une maladie dévastatrice. Encore aujourd'hui, les hépatites virales (hépatites A, B, C et D) sont la deuxième cause de mortalité infectieuse dans le monde. Elles supplantent paludisme, VIH et tuberculose. La seule hépatite B atteint près de 3,5 % de la population mondiale : 257 millions de sujets sont chroniquement infectés - particulièrement en Afrique

---

[18] Une protéine présente sur l'enveloppe du virus de l'hépatite b.

[19] Pour la population générale du moins ; la vaccination contre l'hépatite B était déjà obligatoire pour les professionnels de santé des établissements de santé depuis 1991.

subsaharienne et en Asie – et près d'un million meurent chaque année d'hépatite fulminante, de cirrhose ou de carcinome hépatocellulaire (cancer du foie).

C'est pour ces raisons que l'Organisation Mondiale de la Santé recommande dès 1992 la mise en œuvre d'une vaccination généralisée contre l'hépatite B, y compris dans les pays où ce n'est « pas un problème », comme la France. Trente-sept pays sont ainsi sommés de se mettre au diapason en vaccinant tous les nourrissons, et 12 de ces pays – dont le nôtre- y associent une vaccination généralisée des adolescents passés entre les mailles du filet (Bégué, 2004). Ce point est primordial, car l'OMS recommande la vaccination des bébés, et en France, nous ajoutons à cela le rattrapage des enfants et adolescents, jusqu'à l'âge de 15 ans révolus, en plus de ce qui est recommandé (Launay & Floret, 2015). Le gouvernement instaure alors une campagne de vaccination de masse contre le virus de l'hépatite B, reposant sur une stratégie en trois doses (0, 1, 6 mois) chez les préadolescents en classe de sixième.

Très vite, on signale des cas de sclérose en plaque survenant après ce vaccin, qu'il s'agisse de formes nouvelles (diagnostic de novo) ou de rechutes de maladies plus anciennes. En 1997-1998, l'association Revahb (réseau des victimes du vaccin anti-hépatite B) voit le jour. L'ancêtre de l'ANSM, l'Afssaps[20], ordonne les premières grandes études scientifiques afin d'explorer un potentiel lien entre le vaccin et la sclérose en plaque. Elle initie en juin 1994 une enquête nationale de pharmacovigilance de suivi de ces atteintes neurologiques, complétée, à partir de 1999, par les atteintes auto-immunes et hématologiques et, dès 2002, par les scléroses latérales amyotrophiques. En 1998, très tôt dans l'histoire de la controverse, les premières plaintes en justice aboutissent et reconnaissent officiellement des victimes du

[20] L'ANSM est l'Agence Nationale de Sécurité du Médicament et des Produits de Santé. Elle remplace depuis 2012 l'Afssaps, Agence française de sécurité sanitaire des produits de santé, dont elle a repris l'essentiel des missions. Ce changement intervient au moment de la réforme de la sécurité sanitaire du médicament et des produits de santé, la loi n° 2011-2012 du 29 décembre 2011, lancée par Xavier Bertrand et faisant suite à l'affaire Médiator®.

vaccin. L'inquiétude grimpe alors rapidement dans la population générale, tout comme chez les professionnels de santé, ce qui conduit le ministre de la santé, le 1er octobre 1998, à interrompre le programme de vaccination des adolescents contre l'hépatite B dans les collèges. Cependant, il ne modifie pas la recommandation de vacciner les nourrissons et les adultes à risque. Cette décision, prise au nom du principe de précaution, provoque une incompréhension de la part du public, qui l'interprète comme une confirmation du danger de la vaccination anti-hépatite B.

Pourtant, la grande enquête de pharmacovigilance (Affsaps, 2011) et les nombreuses études réalisées sur plusieurs années ne permettent pas de retrouver un lien entre cette vaccination et la survenue d'une sclérose en plaque. Elles ont été listées par le groupe vaccination et prévention de la Société de Pathologie Infectieuse de Langue Française (SPILF) en 2016 et sont disponibles sur leur site internet. Selon l'OMS, l'explication la plus plausible est qu'il s'agit d'une coïncidence. En réalité, si en France nous avons vécu une telle polémique, c'est essentiellement car les recommandations initiales n'ont pas été respectées. D'un coup, on s'est mis à vacciner en masse des adolescents, jeunes adultes, et même des personnes âgées pour qui ce vaccin était totalement inutile. Or, lorsqu'on vaccine à une grande échelle des jeunes adultes, toutes les maladies qui se déclarent habituellement chez l'adulte - et notamment les maladies auto-immunes- vont naturellement apparaitre et sembleront liées au vaccin. En fait, si on donnait des bonbons à la menthe à tous les adolescents et jeunes adultes, dans quelques années, certains de ces jeunes gens développeraient des maladies qui sembleraient être causées par le bonbon. C'est ce qu'explique le Pr Christian Perronne dans un entretien accordé au *Panorama du médecin* :

« nous sommes le seul pays à avoir vacciné massivement (sans l'avoir voulu et en dehors des recommandations) dans une tranche d'âge (adultes jeunes) qui correspond à la révélation des maladies auto-immunes » (Gaudelus, 2010). Mais c'est aussi, et surtout, le cas après une infection virale !

Au contraire, lorsque l'on vaccine des bébés, il n'y a pas ce risque d'associations fortuites. Pour nuancer l'image provocatrice du bonbon à la menthe, précisons toutefois qu'on « *ne peut pas exclure que, sur des millions de personnes, la vaccination ne puisse favoriser, dans de rares cas, une poussée de SEP. Cela n'a rien à voir avec la cause de la SEP, qui serait de toute façon survenue. Une poussée de maladie auto-immune peut parfois se produire après une vaccination.* » (Gueniot, 2008)

Aujourd'hui, bien que le débat scientifique soit clos, il se rejoue dans les arènes de la justice, qui, après les reconnaissances des premières victimes, déboute les malades atteints de sclérose en plaque engageant la responsabilité des fabricants (laboratoires GlaxoSmithkline pour le vaccin Engerix B et Sanofi Pasteur pour le GenHevac B). La raison est simple : la charge de la preuve de la défectuosité appartient au demandeur. Traduction ? Lorsque vous portez plainte, c'est à vous (du moins à votre avocat) de prouver que le vaccin est défectueux, par exemple parce qu'il provoque une sclérose en plaque ou la maladie dont vous êtes victime. Or, l'imputabilité (c'est-à-dire la responsabilité) du vaccin dans sa genèse ne peut être prouvée que sous certaines conditions strictes :

- Délai assez bref entre l'injection et l'apparition du premier symptôme cliniquement constaté ;
- Vous étiez en parfaite santé auparavant ;
- Vous n'avez aucun antécédent médical ressemblant de près ou de loin à cette pathologie avant la vaccination.

Ces critères sont purement juridiques et ne concordent absolument pas avec la réalité médicale. Encore moins pour des maladies auto-immunes !

2.3) Vaccin ROR et autisme

La controverse sur ce vaccin débute en Angleterre en 1998, avec le gastro-entérologue anglais Andrew Wakefield. Il publie dans le *Lancet*[21] une étude décrivant 12 cas d'enfants présentant des troubles intestinaux et du comportement. Huit des cas s'étant développés dans les suites d'une vaccination contre la rougeole (ROR), le chercheur implique la responsabilité du vaccin. Selon lui, le virus injecté (le ROR étant un vaccin vivant atténué[22]) n'est pas suffisamment affaibli. Il émet l'hypothèse de sa prolifération intestinale, conduisant à une inflammation chronique et à des lésions de la paroi intestinale. Ainsi, la barrière intestinale amoindrie serait plus encline à laisser passer des micro-organismes et des toxines dans la circulation sanguine. Toutefois, il n'évoque pas la barrière hémato-encéphalique[23], ni le fait que l'autisme est par essence multifactoriel[24], et, surtout, il ne se base que sur 8 cas d'enfants pour avancer ses idées qu'il n'est pas loin de présenter comme des axiomes : des vérités scientifiques évidentes, admises sans démonstration. En outre, concernant les troubles du comportement, le diagnostic d'autisme n'est évoqué

---

[21] Le *Lancet* est considéré comme la plus prestigieuse des revues médicales, en raison de son « impact factor » supérieur à toutes les autres. Ce facteur d'impact est l'indicateur de notoriété de revues le plus utilisé dans l'évaluation des publications. Il repose sur le nombre moyen de citations des articles de la revue rapporté au nombre d'articles que publie la revue : ces citations (chaque fois qu'un article est cité par un autre article) reflètent la qualité scientifique du travail exposé.

[22] Dans les vaccins vivants atténués (VVA), le micro-organisme contre lequel on attend une réponse immunitaire est toujours vivant mais sa pathogénicité est amoindrie. Le but est de provoquer cette réaction immunitaire sans développer les symptômes chez le vacciné, ou du moins de manière moins importante (infection dite « à bas bruit »).

[23] Elle isole le cerveau du reste de l'organisme. Les échanges entre le sang et le liquide céphalo-rachidien, qui entoure l'encéphale, sont ainsi évités.

[24] Les données actuelles avancent des responsabilités génétiques, comme le montrent les études des jumeaux monozygotes, mais aucun facteur explicatif unique ne peut expliquer le développement de cette affection.

que d'après les témoignages et déclarations des parents. Il n'est pas posé par un spécialiste, ni même par un médecin.

L'autisme : une pathologie complexe

Ce n'est d'ailleurs pas *une* maladie, mais tout un spectre appelé « troubles envahissants du développement » (TED), incluant notamment l'autisme de Kanner (et la triade classique comportant perturbation des interactions sociales, de la communication et comportement stéréotypé avec retard des acquisitions), le syndrome d'Asperger (pas de retard cognitif mais troubles praxiques – difficulté à élaborer, planifier et effectuer sans y penser certains gestes et mouvements - maladresse, langage riche, intelligence parfois supérieure), les formes autistiques dites de haut niveau (autre qu'Asperger) …

Pourquoi est-ce difficile à diagnostiquer, y compris pour les médecins ?

- Parce que les signes peuvent parfois se retrouver de manière discrète chez certains enfants sans aucune pathologie ou atteints d'autres maladies,
- Ils peuvent être méconnus si on ne les recherche pas explicitement,
- Les comorbidités (maladies associées) brouillent parfois le tableau clinique : épilepsie, retard mental, troubles anxieux...

Quelles sont les causes de ces troubles envahissants du développement ?

A l'heure actuelle, on ne sait toujours pas le dire. Plusieurs hypothèses sont discutées :

- Carence d'affection et froideur des parents étaient évoquées il y a une cinquantaine d'années et à l'origine d'une grande culpabilisation des mères. Ces suppositions sont aujourd'hui quasi abandonnées
- Mutations génétiques diverses : accumulation de plusieurs mutations génétiques différentes
- Epigénétique : modification du génome par l'environnement. C'est une discipline encore relativement nouvelle mais qui engendre des perspectives passionnantes : notre ADN peut être modifié par notre mode de vie et le milieu dans lequel nous évoluons.
- Anomalies cérébrales de certaines régions du cortex
- Dysfonctionnements synaptiques (les synapses sont le lieu des échanges entre les neurones)

Il n'est donc absolument pas raisonnable d'imaginer une seconde qu'une cause unique, par exemple le vaccin ROR, puisse entrainer des troubles du spectre autistique.

On omet également de préciser que certains de ces troubles du comportement existaient avant l'administration du vaccin, ce que l'on découvrira plus tard. A tout cela s'ajoute l'absence de groupe témoin, or, on ne peut pas conclure à une association statistique s'il n'y a pas de comparaison… Il aurait au minimum fallu réaliser une étude cas-témoins, l'épidémiologie descriptive, même de qualité, ne pouvant en aucun cas témoigner de relation de causalité. Ajoutons que dans tous les cas, même une association statistique, dans le cadre d'une étude comparative, ne permet pas d'affirmer qu'il y a causalité… Mais simplement que la différence observée entre les deux groupes a moins de 5 % de chance d'être attribuable au hasard. Elle ne dit absolument rien du facteur causal. Lorsqu'on a supprimé – ou tenté de le faire – tous les facteurs de confusion possibles, lorsque les deux groupes diffèrent sur une seule variable, alors celle-ci a de fortes chances d'être le facteur causal. Voilà tout ce qu'on peut raisonnablement en dire. En outre, rendre deux groupes comparables et différents uniquement sur la variable que l'on cherche à analyser est extrêmement complexe. En pratique, c'est presque impossible en dehors du cadre, pur et théorique, des essais cliniques thérapeutiques pour les nouveaux médicaments. D'autre part, en biostatistiques, épidémiologie et recherche clinique, on distingue toujours l'association (ou corrélation) statistique et la causalité. La première ne suffit jamais à affirmer la seconde. Hill a ainsi listé une série de critères pour faire avancer la réflexion : quelle est la force de l'association, sa stabilité, sa plausibilité, sa cohérence, sa spécificité ? Existe-t-il une relation temporelle et de type dose-effet, le cas échéant, entre la maladie et le facteur impliqué... ? A cela s'ajoute la preuve expérimentale et le raisonnement par analogie (INSERM, 2008).

Les critères de causalité de Hill (1965) :

- Association forte : les études statistiques montrent un risque relatif élevé, autrement dit, le risque de développer une maladie est 3, 10, 50 fois supérieur lorsqu'on est exposé à un facteur que lorsqu'on ne l'est pas *(par exemple : le fait de manger du chocolat augmente le risque d'avoir mal au cœur de 1,5 fois par rapport au fait de ne pas en manger).*

- Relation dose-effet : plus l'exposition à un facteur est importante, plus l'effet causé est grand *(par exemple : plus on abuse du chocolat, plus on a mal au cœur)*

- Temporalité : la cause précède l'effet (*on mange d'abord trop de chocolat et ensuite, on a mal au cœur. Et non l'inverse*).

- Spécificité de l'association : une cause (un facteur) n'entraine qu'un seul effet (une seule maladie). Ce point est débattu, car cela est très rarement rencontré en pratique : il faudrait qu'il y ait un seul mécanisme responsable de la maladie à laquelle on s'intéresse. Or, bien souvent, les causes sont multiples et intriquées. *(Manger beaucoup de chocolat n'entraine pas que mal au cœur, cela augmente la glycémie, fait grossir, ..., et, par ailleurs, il n'y a pas que le chocolat qui donne mal au cœur : l'abus de tartiflette peut aussi être incriminé)*

- Reproductibilité des résultats : plusieurs études montrent des résultats concordants (*à chaque fois qu'on fait une étude, on montre que l'abus de chocolat donne mal au cœur*).

- Plausibilité biologique : est-ce que ce qu'on observe correspond à des mécanismes biologiques connus ? Est-ce que cela semble logique ?

Prudence : nous ne sommes pas encore capables de comprendre l'intégralité de la physiologie et de la biologie. Par ailleurs, souvent ces mécanismes sont étudiés sur des modèles animaux ou in vitro, c'est-à-dire sur des cellules, des tissus, et non in vivo, sur un être humain « entier ». Parfois, ce qu'on observe in vitro ne se manifeste pas in vivo car d'autres mécanismes plus généraux vont entrer en considération.

- ❖ Cohérence biologique : est-ce que ce qu'on observe est conforme aux connaissances existantes ? Ce critère est très proche du précédent. Là aussi, attention car elles ne sont pas immuables : on découvre sans cesse de nouvelles choses qui bouleversent les théories précédentes. Et c'est comme cela qu'on avance !

- ❖ Existence de données expérimentales : l'expérience, les observations précédentes, sont en faveur de cette causalité

- ❖ Analogie : le raisonnement sur les mécanismes impliqués ressemble à d'autres déjà connus.

Ces critères font encore foi en épidémiologie, mais sont désormais régulièrement discutés. Leur démocratisation est dangereuse car elle peut conduire à des erreurs d'interprétation. D'ailleurs, il s'agissait à l'origine, selon Hill, de fournir matière à réflexion, et non de proposer une liste de conditions suffisantes et nécessaires pour conclure à un lien de causalité. Récemment, John Loannidis, médecin et statisticien de l'université de Stanford, a réévalué cet ensemble de critères et en a tiré des conclusions beaucoup plus modestes. Selon lui, la preuve expérimentale demeure une donnée primordiale, de même que sa stabilité, c'est-à-dire sa reproductibilité dans le temps. Pour dire les choses autrement, lorsqu'on répète l'expérience, on doit obtenir des résultats similaires. La temporalité est également un critère important, bien que difficile à documenter. A contrario de Hill, et à la lumière de l'agrégat d'études sur la question, selon Loannidis, la force de l'association est souvent un mauvais indicateur et pourrait même être trompeuse. Les manifestations spectaculaires sont rares, souvent transitoires et/ou reliées à des biais ou des erreurs. Par ailleurs, la spécificité, la cohérence, le raisonnement par analogie ont pu amener à des erreurs et doivent être invoqués avec prudence (Ioannidis, 2016).

Pour revenir au vaccin anti-ROR, des enjeux financiers apparaissent très vite dans l'échiquier. En effet, les parents impliqués intentent un procès aux industriels produisant les vaccins en question. Pour ce faire, ils s'appuient sur un expert qui n'est autre...qu'Andrew Wakefield, facturant ses expertises près de 150 livres de l'heure, soit un peu plus de 158€ (équivalent aujourd'hui à 212 euros, en prenant en compte l'inflation). Les procès s'étant tenus sur plusieurs années, on imagine la somme ainsi perçue… Par ailleurs, le chercheur dépose en 1997 un brevet pour un nouveau vaccin contre la rougeole, qui, bien sûr, lui, ne « transmettrait » pas l'autisme… Finalement, ses co-auteurs se dédisent et se retirent un à un. En 2010, l'article est retiré et le *Lancet* se dissocie totalement des travaux de Wakefield. Le *British Medical Journal*[25] accuse Wakefield de manquement à l'éthique et de fraude en 2011. Il est finalement radié du conseil de l'Ordre de Grande-Bretagne. Comme bon nombre de scientifiques européens déchus, Wakefield s'exile alors Outre-Atlantique.

En 2016, le groupe prévention de la société française d'infectiologie conclut : « *Plus de 400 articles ont été publiés sur le sujet durant les 10 années d'investigation qui ont suivi la publication initiale, afin d'élucider cette question. Les études réalisées expressément n'ont jamais confirmé de lien causal. On retiendra 3 études cas-témoins (1 aux USA, 2 en Grande Bretagne) confirmant l'absence d'association, ainsi que l'étude issue du CDC à partir du registre Vaccine safety datalink, qui confirme l'absence de relation* » (SPILF, 2016b). La même

[25] Autre revue médicale considérée comme particulièrement sérieuse et élitiste.

année, Wakefield refait parler de lui en produisant en 2016 un film, Vaxxed[26], mettant en scène un chercheur associé à l'étude du CDC et qui aurait manipulé des données visant à diminuer la corrélation statistique entre vaccin et autisme. Ce chercheur, William Thompson, affirme avoir manipulé les données sous la pression de diverses parties (industrie, Etat...). Le document original de l'étude est aujourd'hui en ligne. En scrutant bien, on remarque qu'il existe une association statistique dans le sous-groupe des enfants d'origine afro-américaine. Si certains s'en servent pour alimenter la machine du doute, d'autres chercheurs expliquent que dans un souci de limitation des biais, seuls les enfants possédant un certificat de naissance de l'Etat de Géorgie (où a été menée l'étude) ont été maintenus dans l'analyse. Cela a eu pour effet de diminuer le nombre d'enfants afro-américains inclus dans l'étude, et par cela, la corrélation statistique entre autisme et vaccin, qui n'existait plus.

De plus, en 2014, deux méta-analyses (type d'étude présentant le niveau de preuve le plus élevé) ont une nouvelle fois conclu à l'élimination de tout lien de corrélation (Taylor et al., 2014 ; Yoshimasu et al., 2014). Ainsi, de la même manière que pour les autres vaccins mis en cause, malgré bon nombre d'investigations et d'études scientifiques, il n'a à ce jour été démontré aucune association entre ROR et autisme. La littérature scientifique disponible ne permet pas de conclure à une relation causale entre la vaccination et la survenue de ce type de troubles.

[26] L'engagement récent d'Amazon contre la propagation des thèses antivaccins a conduit à retirer ce film, désormais non disponible à la vente via ce site. Documentaire France 5, *La Fabrique du Mensonge*, diffusé le dimanche 31 mars 2019. Série documentaire initiée par Felix Suffert Lopez et produite par Felix Suffert Lopez (Together media) et Jacques Aragones (TV presse), avec la participation de France Télévisions. Auteurs : Félix Suffert-Lopez, Arnaud Lievin, Elsa Guiol. Réalisateurs : Arnaud Lievin, Elsa Guiol.

Chapitre 3
Un XXIème siècle mouvementé

Entre Grippe A, Dengvaxia® et extension de l'obligation vaccinale

Les réticences à la vaccination sont enracinées dans le paysage sanitaire depuis plusieurs siècles. Même avant Jenner et Pasteur, la variolisation comportait son lot d'opposants. Toutefois, s'ils s'expriment parfois de manière radicale, ce n'est qu'à partir des années 90 qu'ils deviennent davantage perceptibles, à la suite des controverses ROR-autisme et hépatite B-sclérose en plaque, évoquées précédemment. Curieusement, malgré cela, la couverture vaccinale contre les maladies infectieuses anciennes – DTP et même ROR – connait une progression lente mais constante jusqu'en 2008 (Guthmann et al., 2012).

1) L'échec de la campagne de grippe H1N1

L'épisode de la grippe H1N1 de 2009 va mettre fin à cet essor. La campagne de vaccination contre la grippe H1N1 de 2009 s'inscrit comme une **rupture historique**. C'est véritablement à ce moment que s'opère un basculement dans la perception des Français à l'égard de la vaccination. L'INPES montre que sur la période 2000-2005, 10 % de la population se déclare défavorable à la vaccination, cette proportion s'élevant à 40 % à partir de 2009. Ces chiffres sont mis en évidence par un groupe de chercheurs dans une étude publiée sur le réseau Eurosurveillance. (Peretti-Watel et al., 2013).

La raison de ce basculement tient à une médiatisation importante, dénoncée par la commission parlementaire, appelée à statuer sur la gestion de cette crise : « *le message sanitaire délivré par les pouvoirs publics a été opacifié par un véritable brouillard médiatique, tandis que la communication institutionnelle, utilisant des instruments traditionnels, n'a pas su prendre la mesure de l'état d'esprit de la population et réagir correctement pour susciter son adhésion* ». Ce brouillard médiatique a par ailleurs contribué à véhiculer un ensemble de polémiques que nous allons détailler.

Les différents interlocuteurs – relayés par les médias – se sont emparés de thématiques diverses et ont mis à jour des incohérences concernant :

- Les coûts engendrés,
- De potentiels conflits d'intérêts,
- La gestion des stocks de vaccins,
- L'exclusion des médecins généralistes,
- Le déséquilibre perçu entre le risque et la réaction politique,
- Le lien entre le vaccin majoritairement utilisé – le Pandemrix® – et la narcolepsie.

1.1) Critiques des partis opposés et dramatisation

Les détracteurs sont nombreux et les critiques fusent parmi les partis opposés au gouvernement en place. Les plus véhémentes lui reprochent une exagération des faits et des risques potentiels, ayant conduit à l'appréhension de la pandémie dans une approche plus sécuritaire que sanitaire. Les déclarations alarmistes de François Fillon – alors Premier ministre de Nicolas Sarkozy – sont battues en brèche par Bernard Debré, qui à l'époque est député de Paris et membre du Comité Consultatif National d'Ethique. Il envisage l'épidémie comme une simple « *grippette* » et une mascarade qui « *ne sert qu'à nous faire peur* » (Le Monde, 2009). En dénonçant une surmédiatisation de la mobilisation antigrippale, il adresse une attaque semi-masquée à la ministre de la Santé en place, Roselyne Bachelot. Sa réprobation est partagée par un cordon d'experts mais le camp adverse se défend de catastrophisme en invoquant, entre autres, le principe de précaution. La peur de perdre sa place ou d'être ultérieurement blâmé pour inaction a probablement pesé dans la balance, le traumatisme de la canicule de 2003 étant encore frais dans les esprits. En réalité, la crise de 2009 se hisse en cas d'école, en exposant la difficulté d'appréhender les problèmes de santé publique fulgurants, du fait de la complexité du système administratif, lorsque le plan de défense vise un ennemi incertain.

1.2)Stocks, coûts et conflits d'intérêts

La campagne de vaccination de masse est un échec, puisque la mayonnaise ne prend pas parmi la population française. Environ 5,36 millions de personnes auraient été vaccinées au 1er juin 2010, soit moins de 8,5 % de la population totale. Le Sénat a constaté que seules 6 millions de doses de vaccins ont été utilisées sur les 94 millions commandées par l'État. Dans son rapport, il pointe du doigt les contrats d'un *« remarquable déséquilibre »* au profit des laboratoires et la « *légalité douteuse de certaines de leurs clauses* ». (Autain, 2010)

Par ailleurs, il dénonce la mauvaise gestion des conflits d'intérêts au sein de l'OMS, à l'initiative de l'alerte sanitaire et de la réponse des différents gouvernements européens face à la menace grippale. Ces critiques ont été détaillées dans le rapport de la commission de l'Assemblée parlementaire du Conseil de l'Europe et ont poussé deux journalistes, Deborah Cohen et Philip Cart, à mener une enquête, publiée le 3 juin 2010 dans l'éminent *British Medical Journal*. Evidemment, les liens d'intérêts sont consubstantiels à l'exercice médical, mais les auteurs dénoncent l'absence de leur mention par certains experts de l'OMS. Un lien d'intérêt ne doit toutefois pas être obligatoirement assimilé à un conflit d'intérêts (la nuance est subtile). Dans le premier cas, vous avez un lien avec un laboratoire pharmaceutique : par exemple, vous avez travaillé pour lui, vous participez à des séminaires qu'il organise. Dans le second, vous percevez des avantages (salaires, gratifications) de nature à compromettre votre indépendance. C'est cependant bien de conflit d'intérêts que les journalistes accusent certains experts, qui auraient préparé le premier plan mondial de l'OMS d'anticipation d'une pandémie grippale, publié en 1999, tout en travaillant en même temps pour des entreprises pharmaceutiques. Rebelote en 2004, lors de la publication des recommandations sur l'utilisation des vaccins et des antiviraux[27] en cas de grippe pandémique, où plusieurs des participants étaient liés par des contrats professionnels avec des laboratoires.

1.3) Exclusion des généralistes

« *La campagne de vaccination contre la grippe A (H1N1) a été un « rendez-vous manqué avec la santé publique* » selon Didier Tabuteau, en charge de la chaire Santé à Sciences Po Paris (Assemblée nationale, 2010). En effet, elle a cristallisé les tensions entre médecins – en particulier libéraux - et pouvoirs publics. Claude Le Pen, professeur de sciences économiques à l'université de Paris-Dauphine, surenchérit en jugeant que dans l'hypothèse d'une ultérieure campagne de vaccination de masse, « *on n'écarterait sans doute pas du dispositif l'extraordinaire potentiel que constituent les 50 000 médecins libéraux, les 60 000 infirmières, les 3 000 hôpitaux et les 22 000 officines du pays. Ces professionnels ont très mal ressenti leur exclusion et émis des anticorps davantage du fait de cette exclusion que de la politique sanitaire proprement dite.* » (Assemblée nationale, 2010) Et pourtant, c'est exactement ce qui se discute aujourd'hui pour la vaccination anticovid !

Les syndicats médicaux ont également souligné des lacunes dans l'expertise scientifique et la concertation mises en œuvre. Le reproche principal adressé aux pouvoirs publics concerne la mise en place de centres de vaccination dédiés. Cette disposition a suscité un sentiment d'évincement des professionnels de santé, qu'ils soient généralistes, infirmiers libéraux ou pharmaciens. Ils ont regretté que dans cette situation d'urgence sanitaire, les

[27] Le plus utilisé étant l'Oseltamivir, commercialisé sous le nom Tamiflu®. Il agit en bloquant une enzyme nécessaire à la propagation dans l'organisme du virus de la grippe. Ce dernier reste bloqué dans la cellule où il s'est multiplié et ne peut en infecter d'autres. Selon le Haut Conseil de la santé publique, le traitement par Tamiflu® doit être débuté au plus tard dans les 48 heures après les premiers symptômes et n'est indiqué que dans des cas restreints, essentiellement chez les personnes fragiles.

médecins de ville n'aient pu assurer la vaccination en coordination avec le réseau des officines, comme cela est habituellement le cas. Un dispositif éprouvé apparait plus pragmatique que la mise en place ex nihilo d'un nouveau fonctionnement – qui justement, ne s'est pas avéré à la hauteur de la situation. Pour appuyer leurs arguments, ils ont très justement souligné qu'ils étaient mieux informés des facteurs de risques et éventuelles contre-indications de leurs patients, et que cette mesure était d'autant plus étrange que la loi HPST venait de consacrer la notion de soins de premiers recours. Aussi appelés « soins primaires », ces derniers constituent la porte d'entrée dans le système de santé, pouvant secondairement orienter vers des soins spécialisés dits de second recours. Outre les notions fondamentales de proximité et d'accessibilité (à la fois géographique, financière et culturelle) aux soins, une de leur principale mission est justement de servir de relais aux politiques de santé publique dans le domaine de la prévention, du dépistage et de l'éducation de la santé. Dès lors, on comprend bien que le message soit mal passé ! L'Académie nationale de médecine a partagé ces remarques dans un communiqué publié le 13 octobre 2009[28].

En excluant les professionnels de santé, particulièrement médecins généralistes et infirmiers libéraux, on s'est, en quelque sorte, privé du meilleur porte-parole possible de la vaccination. Pire encore, au lieu de se faire le miroir et l'amplificateur du message gouvernemental, la campagne a été sabotée de l'intérieur : le secrétaire général du syndicat national des personnels infirmiers, Thierry Amouroux, a affirmé publiquement son hostilité au vaccin antigrippal et a remis en cause sa sécurité.

[28] Selon l'un de ses membres, Pierre Bégué, une enquête aurait mis en évidence que plus de 60 % des médecins généralistes auraient accepté de participer à la campagne de vaccination.

1.4) Réaction politique disproportionnée ?

« Le virus de la grippe est un virus facétieux et trompeur » : ces mots du professeur Claude Hannoun nous sont également révélés par le rapport du Sénat sur la commission d'enquête parlementaire (Assemblée nationale, 2010). Les auteurs rappellent qu'il est « *à l'origine en 1950 du premier vaccin antigrippal français* » et soulignent les propos du professeur, qui met en avant « *le caractère foncièrement imprévisible de la grippe, qui reste, soixante ans après la mise au point du premier vaccin, relativement mal connue* ».

Pour comprendre les craintes des institutions en charge de la santé publique, il convient de retracer l'histoire de l'épidémie. Elle débute au Mexique, qui sonne l'état d'alerte nationale le 22 avril à la suite d'une comptabilisation de 800 cas d'infection respiratoire aigüe. On fait alors état d'une soixantaine de décès de personnes âgées. Huit jours plus tard, le nombre de cas suspects s'est accru de manière exponentielle (1 928 cas suspects au Mexique, dont 99 cas confirmés par virologie et 8 décès formellement attribués à la grippe). Le virus se propage rapidement puisqu'il atteint au même moment l'Europe (Espagne, Royaume-Uni, Pays-Bas et France) ainsi que la Nouvelle-Zélande et l'Australie. Les experts concluent à une virulence moindre du virus A (H1N1) au sud de la planète mais craignent une possible intensification de l'épidémie lors de son passage à l'hémisphère Nord ou une mutation virale, phénomène très courant pour le virus grippal. L'une des particularités de cette épidémie, nonobstant sa moindre agressivité, repose sur sa cible privilégiée. Alors que les précédentes et classiques grippes hivernales affectent majoritairement les plus de soixante-cinq ans (90 % des décès dus au virus), celle de 2009 infecte de manière privilégiée les enfants et jeunes adultes[29]. L'immunisation préalable des personnes âgées pourrait s'expliquer par la rencontre antérieure avec une forme virale apparentée. Le rapport

---

[29] Cela se manifeste surtout par le taux d'attaque du virus grippal A H1N1. Cet indicateur, défini par le nombre de nouveaux malades rapporté à la population à la fin d'une vague épidémique, mesure la vitesse de propagation d'une pathologie (généralement infectieuse) dans une population à risque.

du sénat ajoute qu' « *une étude américaine*[30]*, publiée un an après le début de la pandémie met en évidence que, si la mortalité directement attribuable au virus A(H1N1) représente moins de la moitié du nombre de décès habituellement liés à la grippe saisonnière, elle a touché beaucoup plus cruellement des personnes jeunes : le nombre d'années de vies perdues se révèle trois à quatre fois supérieur à celui provoqué par un virus H3N2 saisonnier virulent et cinq fois supérieur à une grippe saisonnière classique de type A(H1N1) ou B. Il serait en réalité du même ordre que celui entraîné par la pandémie de grippe de 1968* ».

1.5) Pandemrix® et narcolepsie

Le vaccin est, en outre, très vite suspecté de dangerosité, principalement à cause de son adjuvant AS03. La polémique prend d'avantage d'ampleur lorsque le journal allemand *Der Spiegel* – l'hebdomadaire d'information le plus lu en Allemagne - dévoile le fait que les politiciens allemands se feraient vacciner avec Celvapan®. Autrement dit, un autre vaccin que celui promu auprès du grand public (le fameux Pandemrix®) et ne contenant pas d'adjuvant… Il se pourrait qu'en réalité les vaccins anti H1N1 n'aient pas été testés, puisqu'en Europe, un accord cadre permet l'octroi d'AMM à un nouveau vaccin en se basant sur l'AMM d'un vaccin déjà existant. Le vaccin utilisé pendant la pandémie aurait ainsi été basé sur la souche H5N1. Bientôt, des cas de narcolepsie, maladie provoquant des accès de sommeil incoercibles dans la journée et des relâchements brusques du tonus musculaire, sont constatés. Cette maladie invalidante trouve pourtant peu d'écho dans les médias français. Contrairement à l'extrême majorité des évènements indésirables – avérés ou non – celui-ci passe relativement inaperçu dans l'Hexagone. En 2013, l'ANSM confirme un lien entre le vaccin Pandemrix® - utilisé dans cette campagne - et l'augmentation

---

[30] (Viboud et al., 2010)

des cas de narcolepsie, ouvrant la voie à des indemnisations par l'État :

« *Les résultats de l'étude européenne multicentrique 'VAESCO'*[31] *financée par le Centre Européen de Prévention et de Contrôle des Maladies (ECDC) sont en faveur d'une association entre vaccination et narcolepsie chez les enfants et les adolescents dans les deux pays lanceurs d'alerte (Finlande et Suède).* »

La France a participé à ce projet européen, notamment via le financement par l'ANSM d'une étude cas-témoin, appelée « NarcoFlu-VF » et menée par l'Inserm. Le rapport mentionne :

« *L'analyse spécifique et complète de ces données françaises fait apparaître une association significative entre la vaccination anti-H1N1 et la survenue de narcolepsie, aussi bien chez les sujets jeunes et atteints de narcolepsie, que chez les sujets âgés de 19 ans et plus. Cette augmentation du risque de narcolepsie a été observée essentiellement chez les sujets vaccinés par Pandemrix®, puisque très peu de sujets inclus avaient été vaccinés par Panenza®. La France a été le premier pays où l'on a retrouvé une association entre vaccination anti H1N1 et narcolepsie chez l'adulte. Depuis, ces résultats chez l'adulte ont été confirmés par deux autres études, l'une conduite en Suède et l'autre en Finlande.* » (ANSM, 2013)

2) Vaccination contre la dengue aux Philippines

C'est un des incidents les plus récents émaillant l'histoire de la vaccination. La dengue est une maladie infectieuse tropicale dont le vecteur est le moustique (Aedes albopictus – le moustique tigre[32] - et Aedes aegypti) et l'agent pathogène un flavivirus (même famille que celui de la fièvre jaune) dont il existe 4

---

[31] Réseau de surveillance des effets secondaires des vaccins (Vaccine Adverse Event Surveillance & Communication).

[32] Aedes albopictus est présent en France dans 51 départements. D'ailleurs, les 2 premiers cas français de dengue sont apparus en 2010 à Nice.

sérotypes[33] différents. La moitié de la population mondiale est susceptible de croiser la route de la bête et l'Europe n'est pas épargnée. L'OMS estime à 390 millions le nombre d'infections annuelles, dont un quart de cas symptomatiques et 20000 décès avec une forte mortalité infantile. Outre l'aspect sanitaire, l'impact économique est très important et cette pathologie est endémique dans de plus en plus de pays, y compris en zone tempérée. La maladie peut se manifester avec différents degrés de gravité, de la forme asymptomatique à la forme sévère hémorragique (1 à 5 % des cas, potentiellement mortelle, caractérisée par une augmentation de la perméabilité vasculaire entrainant des hémorragies), en passant par le simple syndrome grippal. Le plus souvent, en dépit de la fièvre élevée (parfois jusqu'à 40°C), c'est une maladie bénigne. Les enfants de moins de 15 ans (a fortiori les nourrissons de moins d'un an) sont plus à risque de forme sévère, de même que les femmes enceintes (hémorragies avant, pendant ou après l'accouchement, naissance avant terme) et les personnes atteintes de drépanocytose (homo- et hétérozygote). Être infecté par la dengue entraîne une immunité pour le sérotype contaminant mais ne protège pas de manière durable contre les trois autres (protection brève, environ 3 mois). La réinfection par un autre sérotype est même le principal facteur de risque des formes graves, source de près de 90 % des cas ! (INSERM, 2017) On parle de facilitation immunologique ou ADE *Antibody Dependant Enhancement* (amplification de l'infection liée aux anticorps). Les anticorps produits contre le premier sérotype rencontré ne jouent pas leur rôle de neutralisation du virus d'un autre sérotype et à l'inverse, lui laissent la voie libre pour entrer dans les cellules cibles (globules blancs de type monocytes, macrophages et cellules dendritiques), se multiplier et déclencher une forme inflammatoire et sévère (Wilder-Smith et al., 2019).

A la fin de l'année 2008, après 20 années de recherche et des essais cliniques annoncés comme encourageants, Sanofi/Pasteur fabrique le premier vaccin au monde contre la dengue. Une

[33] Sérotype : nom que l'on donne à l'ensemble des caractéristiques antigéniques de certains micro-organismes

société fille la « Dengue Company » (sic) chargée du projet, voit le jour. Une usine chimique en banlieue lyonnaise sera reconvertie à la fabrication à grande échelle du « CYD-TDV Dengvaxia® », vaccin vivant tétravalent contenant du virus atténué de la fièvre jaune et incluant les antigènes des 4 sérotypes de la dengue.

Peu enthousiaste, la communauté internationale boude le produit, jusqu'à fin 2015 où le Mexique, les Philippines et début 2016 le Brésil, zones de forte endémie, délivrent une AMM. La France, elle, s'abstient pour ses territoires ultra-marins. En 2015, après une opération de lobbying colossale du groupe pharmaceutique envers les autorités philippines et une visite en France gastronomique et touristique de la toute jeune ministre de la santé de l'époque, le gouvernement de Manille organise, malgré les mises en garde de la communauté scientifique internationale (dont celles du Pr. Scott Halstead spécialiste mondial de cette maladie), une campagne massive de vaccination sur 837 000 enfants. Quelques mois plus tard, plusieurs milliers de petits vaccinés sont hospitalisés et malheureusement, 600 d'entre eux n'y survivent pas. Les autopsies révèlent des hémorragies cérébrales et pulmonaires et des lésions multi-viscérales, très probablement causées par le phénomène de facilitation immunologique évoqué précédemment. En effet, les anticorps anti-virus de la dengue, produits soit à la suite de la rencontre avec le virus, soit après vaccination, peuvent tout aussi bien être protecteurs que facilitateurs de la maladie, sans que ces mécanismes soient encore bien élucidés. Dans le second cas, ils augmentent grandement la sévérité de la dengue et le risque de forme hémorragique et de décès.

Les études à plus long terme montrent un taux supérieur d'hospitalisations pour dengue grave après trois ans chez les jeunes enfants vaccinés avant l'âge de 9 ans et n'ayant pas fait d'infection naturelle auparavant, avec une augmentation du risque relatif de 4,95 (Hadinegoro et al., 2015). En novembre 2017, la campagne de vaccination est immédiatement stoppée lorsque ce risque accru de forme grave chez les personnes vaccinées immunologiquement « naïves » est porté à connaissance – en fait, cela fait deux ans que l'étude sus-citée, parue dans le *New England Journal of Medecine*, est publiée. Presqu'un an plus tard, en octobre 2018, l'agence européenne du médicament émet une recommandation approuvant « sous certaines conditions »[34], l'usage du Dengvaxia®, suivie par la délivrance d'une AMM par la commission européenne. Son utilisation est aujourd'hui prudemment encadrée : bien qu'efficace, de manière variable selon les sérotypes, ses potentiels effets indésirables graves en lien avec des mécanismes immunologiques encore mal connus rendent son rapport bénéfice/risque délicat à apprécier. En tout état de cause, il n'est aujourd'hui indiqué que dans des situations limitées. L'AMM exclut les enfants de moins de 9 ans, les femmes enceintes, les voyageurs et toute personne n'ayant pas d'antécédent de dengue documenté par virologie.

3) Obligation vaccinale

Dans sa lutte anticovid, le gouvernement a assuré que la campagne de vaccination anticovid serait volontaire – et ce, même si le projet de loi sur les urgences sanitaires a fait pousser à certains des cris d'orfraies, craignant le contraire. Une décision avisée, puisque l'arrivée des premiers vaccins contre le SARS-CoV-2 fait l'objet de débats sur leur intérêt et sécurité. L'obligation renforcerait les positionnements d'opposition véhémente à la vaccination, la carte de la légalité (et de l'opposition aux libertés individuelles) étant l'argument le plus sensible pour les hésitants, et ce dès la naissance des premières ligues antivaccinales au XIXème siècle. La question de l'obligation vaccinale mérite donc qu'on s'y attarde. Son historique et ses applications récentes, l'extension à 11 vaccins obligatoires pour les nourrissons, sont développés ci-après.

[34] En Europe, le vaccin n'est recommandé qu'en prévention de la dengue chez des patients de 9 à 45 ans ayant déjà été infectés et vivant dans des zones d'endémie.

3.1) Contexte historique français

La France adopte tardivement, comparativement à ses voisins, l'obligation vaccinale. Il faudra en effet attendre 1902 pour qu'un tel projet s'inscrive dans la loi. Au XIXème siècle, cependant, on note quelques prémices :

- En 1843, le Docteur Giraud soumet le projet au ministère de l'Agriculture ;
- En 1858, le Docteur Montel le soumet au Sénat.

A partir des années 1870, des obligations professionnelles sont émises. Elles concernent au départ les nourrices (1874) et les soldats (1876). C'est dans la loi de Santé Publique du 15 février 1902, à l'article 16, que l'obligation vaccinale pour tous est promulguée. Elle concerne les enfants de 1 an, 11 ans et les jeunes de 18 ans. Elle est peu débattue au sein des instances nationales mais il n'en va pas de même pour les médecins libéraux, qui craignent une ingérence de l'Etat dans leur pratique :

« *N'oublions pas que notre profession est une profession libérale et défions-nous de devenir des employés salariés ni surtout des fonctionnaires* ». (Marenco, 1984)

Généralement ces préconisations sont plutôt bien respectées pour les garçons, pour qui le dernier rappel a lieu lors du service militaire, moins pour les filles. Plus que la vaccination elle-même, ce sont plutôt les « revaccinations » qui sont l'objet de critiques car on pointe du doigt leur inutilité supposée. Le retard de l'obligation antivariolique en France par rapport aux autres pays européens (1816 en Suède, 1853 en Angleterre et 1874 en Allemagne) explique les moindres revendications antivaccinales dans l'hexagone à cette époque. Seule une « *poignée de gens du monde* » rassemblés dans *le Réveil Médical* (1881-1886), s'en offusquent.

Le Docteur Hubert Boëns fonde la « Ligue Universelle des Anti-Vaccinateurs », ayant dispensé des congrès à cette même période, à Cologne, Charleroi et Berne. Globalement, cette loi sur l'obligation vaccinale, votée sous l'impulsion de Jules Ferry, est noyée dans un ensemble de projets d'hygiène et de santé publique qui en atténue la visibilité. La nouvelle est plutôt accueillie dans l'indifférence.

Par ailleurs, on regrette que la loi ne soit pas plus explicite sur l'organisation pratique de la vaccination à grande échelle, et que la population n'ait pas été éduquée à ce changement. Ainsi, on ne constate pas de grande amélioration dans la couverture vaccinale, qui demeure basse, la loi étant peu appliquée. Le législateur l'avoue à demi-mot en la modifiant le 7 septembre 1915, indiquant que la vaccination est obligatoire en cas « *de guerre, de calamité ou de danger* ».

En 1923, l'Académie de Médecine indique que la population française est partiellement immunisée contre la variole. La couverture vaccinale augmente progressivement jusqu'en 1944, où les préfets notent une vaccination efficiente et bien suivie par la population, en dehors de la période de la Seconde Guerre Mondiale.

3.2) Réforme récente

Depuis le 1er janvier 2018, les parents d'enfants de moins de deux ans doivent les faire vacciner contre onze maladies : diphtérie, tétanos et poliomyélite (DTP), rougeole, oreillons et rubéole (ROR), infections invasives à Haemophilus influenzae de type b, hépatite B, coqueluche, infections invasives à pneumocoque et méningocoque de sérogroupe C.

Ce changement marque une volonté politique d'asseoir la pratique vaccinale. Cette décision aboutit à une deuxième vague de réactions antivaccinales, comme après l'épisode de 2009, et comme cela est arrivé avec d'autres lois dans le passé. Cette fois, les critiques se focalisent sur plusieurs incohérences, qu'elles concernent la clause d'exemption, la partialité du comité invité à statuer sur la question, l'évaluation mensongère de la couverture vaccinale ou encore des questionnements juridiques. Avant de revenir sur ces différents points, rappelons en quelques mots le contexte dans lequel s'est instaurée cette nouvelle loi. Cette dernière est désormais inscrite dans le code de la santé publique (CSP) par suite du décret n° 2018-42 du 25 janvier 2018, le texte ayant été enregistré au Journal Officiel de la République Française (JORF) le lendemain.

Ce décret a été pris pour l'application de l'article 49 de la loi n° 2017-1836 du 30 décembre 2017 de financement de la sécurité sociale (LFSS). Rappelons que ces lois sont préparées chaque année par le gouvernement et soumises au vote du Parlement. Dans le cas de cette loi sur l'extension de l'obligation vaccinale, dès 2016, la ministre de la santé alors en poste, Marisol Tourraine, a organisé une concertation citoyenne sur la vaccination. Elle fait également suite à un rapport sénatorial quémandant cette concertation sans plus élaborer de solutions sur ses modalités. Un comité d'orientation de la concertation citoyenne sur la vaccination a été constitué pour rechercher et analyser les raisons de l'hésitation vaccinale en France et préparer des recommandations d'actions afin d'y remédier. Pour cela, il s'est appuyé sur le travail de deux jurys, un de citoyens et un de professionnels de santé. Les contributions des uns et des autres provenaient de deux enquêtes d'opinion et d'auditions en ligne.

Le comité recommandait ainsi, en synthèse, de mettre en place plusieurs actions en faveur de la vaccination, impliquant l'ensemble des acteurs concernés. Pour cela, plusieurs mesures sont listées, jugées comme primordiales pour restaurer la confiance des Français. En attendant de les mettre en oeuvre, le comité préconisait « *l'élargissement temporaire des obligations vaccinales de l'enfant avec possibilité d'invoquer une clause d'exemption.* » (Fischer, 2016) Si la plupart des actions commencent peu ou prou à être engagées, le gouvernement n'a pas retenu cette clause d'exemption. Cette dernière prévoyait que « *les parents ne souhaitant pas faire vacciner leur enfant pourront invoquer une clause d'exemption pour un ou plusieurs de ces vaccins (à ne pas confondre avec la clause de contre-indication médicale exceptionnelle), motivée par leurs convictions. Après entretien avec le professionnel de santé exposant les conséquences d'une telle décision, les parents s'engageront par écrit selon une procédure formalisée à assumer les responsabilités civiles de leur refus incluant un risque de non-admission de l'enfant en collectivité. Le refus sera porté sur le carnet de vaccination. »*

Dans l'esprit d'un renforcement de la confiance du public envers les vaccins, le comité prévoyait pour cette clause d'exemption qu' *« à tout moment, les parents pourront revenir sur cette décision. Cette option devra faire l'objet d'une évaluation régulière qui pourrait conduire à la remise en cause de la clause d'exemption, en cas de couverture vaccinale insuffisante ou de résurgence d'infection évitable. Cette option a vraisemblablement pour avantage une meilleure acceptabilité par une partie de la population. »*

L'impartialité du comité a été sérieusement mise en cause, notamment en décembre 2016, lorsque l'agence de presse médicale APMNews révélait des liens d'intérêts de trois médecins avec des laboratoires commercialisant ou développant des vaccins. Si ces liens étaient officiellement déclarés, l'agence avait regretté qu'un quatrième professionnel n'ait « *pas mentionné une dizaine de conventions avec MSD, huit avec Sanofi et des avantages avec ces deux laboratoires et Pfizer.* » (APM News, 2016). Autrement dit, pas seulement des liens mais de possibles conflits d'intérêts. Qu'en penser ? On peut bien sur les déplorer. Toutefois, rappelons que la recherche en vaccinologie est coûteuse et que par le jeu du marché, les rares experts travaillant dans le secteur public sont amenés à collaborer avec l'industrie privée. Au-delà de cela, le drame réside dans le manque de communication et de transparence à ce sujet, qui conduit à la révélation de ce genre de données dans des médias cherchant avant tout à « faire le buzz » au détriment de la confiance vaccinale et du travail réalisé.

Par ailleurs, le président du comité, Alain Fischer, avait évoqué « *une couverture vaccinale qui ne cesse de baisser* ». Ce n'est pourtant pas ce que les données officielles de Santé publique France montraient : en 2015, la couverture des enfants de 2 ans contre la diphtérie, le tétanos, la poliomyélite, la coqueluche et Haemophilus influenzae B dépassait les 95 % (alors qu'elle oscillait entre 87 et 91 % entre 2000 et 2013). Bien qu'inférieures, les couvertures pour les autres vaccins étaient également en progression (Santé Publique France, 2018). L'obligation vaccinale peut amener à s'interroger quant à une possible contradiction avec la loi Kouchner sur le droit des patients. En effet, selon celle-ci, la prescription et l'administration d'un médicament doivent être soumises à l'accord du patient qu'on ne peut forcer à se soigner. C'est d'ailleurs l'un des arguments juridiques qui a été posé par le collectif « Ensemble pour une vaccination libre[35] ». Ce dernier milite pour le retrait de la loi contre l'extension de l'obligation vaccinale. Selon la loi Kouchner, « *aucun acte médical ni aucun traitement ne peut être pratiqué sans le consentement libre et éclairé de la personne et ce consentement peut être retiré à tout moment* ». Cependant, il existe des exceptions à l'application de cette loi, notamment concernant les vaccinations obligatoires ou les actes médicaux pouvant être imposés au titre de la protection de la santé publique.

Certains opposants se réfèrent aussi à l'arrêté Salvetti (Italie) de la Cour Européenne des Droits de l'Homme (CEDH), qui a rappelé « *qu'en tant que traitement médical non volontaire, la vaccination obligatoire constitue une ingérence dans le droit au respect de la vie privée, garanti par l'article 8 de la Convention Européenne des Droits de l'Homme et des libertés fondamentales.* » Toutefois, Clémentine Lequillerier, spécialiste du droit de la santé, indique que la CEDH « *s'est jugée incompétente et n'a pas recherché si, en l'espèce, cette ingérence était ou non justifiée. Or, la Convention européenne des droits de l'homme dispose qu'il peut y avoir ingérence d'une autorité*

[35] Le Collège national des généralistes enseignants (CNGE) avait également fait mention de cet argument.

publique si elle se justifie, notamment par des questions de sécurité nationale, de sûreté publique, de bien-être économique, de protection de la santé... » (Guérin, 2017). La spécialiste ajoute que les justiciables pourront « *dans le cadre d'un litige, [...] contester la constitutionnalité de la loi en soulevant une question prioritaire de constitutionnalité (QPC). Ainsi, à l'occasion d'une instance en cours devant une juridiction, par exemple pénale, le justiciable pourra soutenir que la disposition légale prévoyant des obligations vaccinales et à laquelle il refuse de se soumettre porte atteinte aux droits et libertés garantis par la Constitution. Les opposants à l'obligation vaccinale ont toutefois peu de chance d'obtenir gain de cause en invoquant une atteinte au droit à la santé, également garanti par la Constitution. En effet, le Conseil Constitutionnel s'est déjà prononcé en mars 2015 sur cette question et a jugé l'obligation vaccinale conforme à la Constitution.* »

Chapitre 4
Genèse d'un concept gênant

L'émotion nous égare : c'est son principal mérite. Oscar Wilde

Les anthropologues se sont penchés sur la perception de l'acte vaccinal. A ce propos, Didier Torny, directeur de recherche au CNRS, note : « *la méfiance vis-à-vis du vaccin demeure une constante : l'introduction de substances « toxiques », voire « vivantes », dans un corps sain reste anthropologiquement suspecte.* » (Torny, 2009)

Et si tout partait de la méfiance instillée par l'apport exogène d'un corps inconnu ? Ou, plus précisément, d'un corps supposé néfaste et allégorique de la maladie… L'idée est séduisante. A défaut de pouvoir expliquer l'ensemble du phénomène, ce concept gênant, celui de prévenir le mal par le mal, pourrait être le terrain préliminaire à l'ensemencement du doute. Dans ce chapitre, la genèse de ce raisonnement est retracée, depuis ses prémices jusqu'à son intrication dans le développement de la vaccination et de théories récentes.

La connaissance populaire admet très tôt l'idée qu'on peut « prévenir le mal par le mal ». Dès les premiers siècles, on constate des cas de survie assurée après une première exposition au « mal » ou à la maladie. Si les exemples sont pléthoriques, trois épisodes historiques ont plus fortement contribué à l'éclosion de cette notion. Les deux premiers concernent la période de l'Antiquité, du IVème siècle avant notre ère au Ier siècle et sont merveilleusement racontés dans *l'Aventure de la vaccination*, sous la coordination d'Anne-Marie Moulin. Le troisième est une découverte contemporaine de celle de la vaccination, bien qu'elle n'y ait pas directement concouru : il s'agit de l'homéopathie. Quoique très différents, ils apportent tous leur concours dans le processus de réflexion ayant abouti à l'idée d'inoculer un micro-organisme dans le but de prévenir une maladie, principe sur lequel repose la vaccination.

1) Thucydide et la « peste » d'Athènes

C'est à propos de l'épidémie de 430 avant Jésus-Christ[36] que l'on retrouve les premières traces écrites traduisant l'idée qu'une exposition à une maladie potentiellement mortelle protège le survivant contre une seconde rencontre avec l'affection causale.

A ce sujet, dans *La Guerre du Péloponnèse*, Thucydide écrit :

« *Ceux qui avaient échappé s'apitoyaient encore plus sur le mort et sur le malade parce-qu'ils savaient à quoi s'en tenir et qu'ils étaient désormais eux même hors de danger : en effet, la maladie ne prenait pas deux fois la même personne au point de la tuer* ».

Le principe sera perçu comme plus large par les survivants eux-mêmes, qui le généralisent à toutes les futures maladies. Ils pensent alors qu'avoir été épargnés les protégera contre toute autre pathologie. Thucydide prend toutefois de la distance avec cette notion, suggérant plutôt une sorte d'idée d'immortalité chez les survivants :

« *Ils s'attachaient même plus ou moins à l'espoir frivole qu'à l'avenir non plus, une autre maladie ne pourrait d'avantage arriver à les terrasser* ». (De Romilly, 2009)

Pour remettre cette citation en contexte, il convient de se souvenir que santé et maladie sont alors perçues comme

[36] Décrite comme la peste, elle a été attribuée à plusieurs maladies. Le **typhus** est la plus fréquemment citée mais on trouve également des thèses défendant la rougeole, la fièvre typhoïde, une rickettsiose (infection liée à une bactérie du genre Rickettsia), la dengue ou Ebola. On a surtout parlé de la peste d'Athènes mais ce terme, en grec comme en latin, s'utilise pour toute épidémie et son sens est plus proche de celui de fléau que d'une maladie précise. Il peut également avoir un sens proche du terme « calamité ». Il ne renvoie donc pas à la peste bubonique – dite « noire » – mais à toute maladie infectieuse particulièrement létale pour les hommes.

récompense ou punition divine. La mythologie gréco-romaine regorge d'exemples de mortels s'étant vu récompenser par une divinité et ayant outrepassé les prérogatives de leurs congénères. Dès lors, il apparait probable que le survivant d'une épidémie ayant terrassé une ville entière se sente protégé par un dieu, contre cette maladie, les suivantes ou contre tout autre préjudice. Pour autant, l'auteur rompt avec cette tradition en n'évoquant à aucun moment la thématique du châtiment ou de la protection sacrée (Bouvier & van Mal-Maeder, 2010).

2) Mithridate et la mithridatisation

Plus de trois siècles plus tard, la légende du roi Mithridate s'inscrit dans l'Histoire. Elle retient notre attention puisqu'à l'instar de la peste athénienne, elle concourt à un bagage culturel et empirique ayant abouti au concept vaccinal. Une différence notable distingue cependant les deux. Le fléau athénien est survenu brutalement, avec une intensité extrême quasi-immédiate et une létalité rapide. Les rescapés ont éprouvé d'emblée la souffrance dans leur chair. Ici, il s'agit au contraire d'une exposition chronique et progressive, à doses croissantes, d'un mal singulier : le poison. Au contraire de la peste, vécue comme une fatalité, sans substratum physique, l'agent causal est individualisé et individualisable, prenant corps dans la boisson empoisonnée.

Mithridate est une figure notoire de la période hellénistique. Il fonde en effet un royaume important jouxtant la Mer Noire, comprenant une bonne partie des territoires adjacents au Pont-Euxin. Il réunit par cette occasion des territoires et des peuples de natures variées, correspondant à l'actuelle Crimée. Mithridate s'est distingué par sa lutte de longue haleine, de près de 20 ans, contre Rome et le général Pompée (Šelov, 1982). Son histoire a été popularisée par la tragédie éponyme de Racine et l'opéra de Mozart.

Renversé par son fils Parnace avec l'aide de l'armée romaine, le roi du Pont se réfugie dans la mort en buvant un poison avec ses deux filles. Si sa descendance périt, lui survit et se voit dans l'obligation de demander à un serviteur de le tuer à l'arme blanche, après avoir vainement essayé de se jeter sur son épée. Bien que mortel pour ses deux filles, le roi résiste à l'ingestion du poison qui devait le délivrer. Sa consommation préalable, à petites doses, aurait conféré au roi une protection contre l'ultime prise. Cette histoire a donné son nom à l'accoutumance résultant de l'absorption de doses minimes, progressivement croissantes, de poison. On parle en effet de mithridatisation, démocratisée par le fameux *Comte de Monte-Cristo* d'Alexandre Dumas.

Pour autant, plusieurs auteurs remettent en question cette anecdote et ce, dès l'Antiquité. En réalité, selon Celse[37], le breuvage consommé était inefficace[38]. Pline relate de son côté que le roi aurait simplement « *imaginé de boire chaque jour des remèdes et du poison pour le rendre inoffensif par l'habitude*[39] ».

L'histoire de la peste d'Athènes et de la mort du roi du Pont relatent les balbutiements de la réflexion ayant précédé la découverte des vaccins. Celle-ci repose sur l'idée qu'exposer un sujet sain à quelque chose de nocif peut lui apporter une protection contre ce même agent. Bien des années plus tard, une troisième découverte s'appuie sur ce même principe : l'homéopathie. Elle est proche, sur un plan purement conceptuel, de l'idée sous-tendue par la vaccination. Elle s'est d'ailleurs développée à la même époque, de manière parallèle.

---

[37] Auteur d'un grand ouvrage contre le christianisme, le Discours véritable (Alêthês Logos), composé vers 178. Le livre révèlerait « un esprit cultivé, très au courant de la littérature et de la philosophie grecques : platonicien [...], l'auteur est tout autant imprégné de stoïcisme, voire d'épicurisme. » (Camelot, s. d.)

[38] CELSE, 5, 23, 3. Voir (Moulin, 1996)

[39] PLINE, 25, 6. Voir (Moulin, 1996)

3) Homéopathie, ou ingestion à dose infinitésimale d'agents pathogènes

Née de la théorie d'un médecin allemand, Samuel Hahnemann, elle est rendue publique en 1796 dans un essai et renouvelée dans l'ouvrage fondateur intitulé *Organon de la médecine rationnelle,* en 1810 (Viet, 2015). Selon lui, l'administration à dose infinitésimale d'un poison permet de soigner une maladie présentant des symptômes similaires à ceux découlant de ce même poison. La théorie repose sur la généralisation d'une observation empirique mais n'est pas argumentée autrement que par l'invocation d'une force surnaturelle, transcendant les individus.

Elle découle d'une interprétation de la conception médicale de l'époque, le courant iatrochimique. Ce dernier implique la considération d'éléments chimiques dans la conception du corps et des remèdes. Paracelse, dont les travaux portaient sur la chimie, a contribué à l'étude et à la prise en considération de la chimie dans l'étude du vivant. Se proclamant précurseur d'une nouvelle forme de médecine, il se serait adressé aux médecins en ces termes :

« *Vous qui, après avoir étudié Hippocrate, Galien, Avicenne, croyez tout savoir, vous ne savez encore rien ; vous voulez prescrire des médicaments, et vous ignorez l'art de les préparer ! La chimie nous donne la solution de tous les problèmes de la physiologie, de la pathologie et de la thérapeutique ; en dehors de la chimie, vous tâtonnerez dans les ténèbres.* » (Hoefer, 1869)

Comme on peut l'imaginer, le ton violent et impétueux de Paracelse lui vaut quelques inimitiés. Il est intéressant de noter qu'outre ses travaux, il inspire Hahnemann sur sa lutte contre la médecine installée de l'époque, la médecine allopathique. Cet extrait traduit également l'invocation divine, thème repris par Hahnemann pour justifier sa théorie.

« *Que faites-vous donc, physiciens et docteurs ? Vous ne voyez pas clair ? Avez-vous des escarboucles à la place des yeux ? [...] O hypocrites, qui ne voulez pas écouter la voix d'un médecin instruit des œuvres de Dieu ! Après ma mort, mes disciples découvriront vos impostures, ils feront connaître vos sales drogues, avec lesquelles vous avez empoisonné les princes et les seigneurs de la chrétienté.* » (Koyré, 1933)

Citer Paracelse et Hahnemann dans ce travail sur la vaccination peut paraître baroque. Ce choix est étayé par le fait que le courant iatrochimique a inspiré la théorie homéopathique, laquelle repose sur un principe fondateur, le principe de similitude. Ce principe se rapproche de celui d'Hippocrate, disposant que :

« *La maladie est produite par les semblables ; et par les semblables que l'on fait prendre, le patient revient de la maladie à la santé. Ainsi ce qui produit la strangurie qui n'est pas, enlève la strangurie qui est ; la toux, comme la strangurie, est causée et enlevée par les mêmes choses.* » (Littré, 1849)

Plus précisément, Hahnemann invoque sa propre citation latine pour résumer sa théorie « *Similia similibus curentur* », autrement dit, « le même soigne le même ». Cette théorie suscite aujourd'hui des débats passionnés au même titre que la vaccination, bien que cette dernière ait, quant à elle, largement prouvé son efficacité. Pour clarifier mon propos, j'entends ici une efficacité mesurable du principe actif. Je ne prétends pas que l'homéopathie ne fonctionne pas : elle ferait probablement moins d'adeptes si c'était le cas. Seulement, son efficacité tient à un effet contextuel et non à une entité moléculaire. La suggestion – dont les mécanismes précis demeurent abscons – exerce un effet considérable et celui-ci ne devrait pas être nié. Il existe un bénéfice thérapeutique, reposant sur un ensemble de comportements et d'émotions pouvant entraîner de véritables modifications biologiques. La réassurance du praticien (les homéopathes seraient-ils plus empathiques ?) agit en elle-même comme un baume apaisant. En outre, le statut de savant du professionnel de santé (l'effet placebo augmente avec sa notoriété présumée), le prix des granulés, leur nom latin, leur remboursement longtemps assuré par l'assurance maladie, impactent inconsciemment la croyance en l'effet bénéfique de ces « médicaments ». D'autant plus qu'ils sont utilisés larga manu dans les affections virales bénignes de l'enfant, qui guérissent spontanément en quelques jours. Or, cette guérison peut facilement être interprétée comme la suite causale de la prise homéopathique. Concrètement, cela provoque la libération de neurotransmetteurs (endorphines ou dopamine, par activation du système de récompense lorsqu'on est dans l'attente d'un effet positif). Ces modifications cérébrales sont documentées par plusieurs études de neuroimagerie fonctionnelle. (Berthelot, 2016)

Si la pensée initiale est proche, d'autres différences, en dehors de la validité scientifique, séparent homéopathie et vaccination :

- Le principe actif (en homéopathie, on privilégie un produit procurant des symptômes similaires à la maladie, différent de l'agent causal),
- La dose (infinitésimale pour l'homéopathie, concrète pour la vaccination),
- Le caractère thérapeutique (pour l'homéopathie) ou préventif (pour la vaccination).

Cette analogie entre homéopathie et vaccination peut être à l'origine d'un flou dans les esprits. D'autant plus que les laboratoires commercialisant des préparations homéopathiques jouent sur la confusion en proposant certains hivers des « vaccins homéopathiques ». On les trouvait autrefois en tête de gondole dans certaines pharmacies ou parapharmacies. L'ANSM a statué sur le sujet dans un communiqué de presse de 2016, rappelant qu'aucune préparation homéopathique ne peut être considérée comme un vaccin (ANSM, 2016).

4) Après la vaccination : autres applications

De manière plus récente et outre la vaccination, le traitement du mal par le mal a séduit certains psychologues. Certains incitent « *les patients boulimiques à manger, les obsessionnels-compulsifs à se laver encore plus les mains [ou] les enfants capricieux à se rouler par terre* » en thérapie stratégique, nous apprend *le Cercle Psy* (Marmion, 2014).

Par ailleurs, une thèse populaire – bien connue des amateurs d'alcool – considère qu'en cas de veisalgie (*plus prosaïquement dénommée « gueule de bois » mais c'est tout de même moins élégant à ressortir dans un diner !*), boire un petit verre améliorerait la forme. Sir Clément Freud (*le petit fils du grand Docteur*) a invoqué la « sublimation du sentiment de culpabilité » (d'avoir abusé de la bouteille) dans les mécanismes en œuvre. Ceci, en tout cas, lorsque ce petit verre s'avère corsé ou lorsqu'il s'accompagne de remèdes divers et peu ragoutants : sels, anchois ou autre joyeuseté. Là encore, cela répond selon lui à une croyance populaire, qui veut que ce qui est suffisamment mauvais s'avère bon pour la santé…

Quid de l'impact sur la perception des vaccins ?

Le vaccin personnifie ici le mal que l'on va administrer pour prévenir un autre mal, une infection virale ou microbienne. Cela pose plusieurs problèmes que l'on imagine aisément à la racine de la méfiance vaccinale. Ce mal est-il vraiment nécessaire ? Notre époque moderne est caractérisée par un adoucissement des mœurs et une moindre tolérance à la violence et la douleur (*et c'est tant mieux !*). On ne fait plus souffrir lorsque cela peut être évité. La culpabilité, la transfiguration de la souffrance, ses vertus rédemptrices sont moins sollicitées – pour ne pas dire légèrement ringardes. Peut-être sommes-nous également moins « dur au mal » qu'autrefois ? En tout état de cause, ces modes de pensées, reliquats judéo-chrétiens d'un autre âge, ne sont plus à la mode. Le mal fait peur, il ne fascine plus. La peur est une carte importante à considérer dans le panel des émotions mobilisées. Concernant les vaccins, elle s'exprime à travers des manifestations de rejet, conscientes ou non. C'est par exemple le cas des phobies spécifiques en lien avec des objets suggérant l'injection vaccinale. Il peut s'agir d'achmophobie (peur des objets tranchants ou piquants), de bélonéphobie (peur des aiguilles) ou d'hématophobie (peur du sang, qui peut apparaitre après une injection).

Plus subtile, souvent inconsciente est la peur de l'atteinte de l'intégrité corporelle, de l'invasion représentée par la seringue traversant la peau et apportant un élément extérieur à l'organisme. Par ailleurs, l'exemple du vocabulaire immunologique est édifiant. On parle en effet de lutte, de combat entre le « soi » et le « non-soi » … Le champ sémantique de la guerre y est largement développé, de même que celui de la peur de l'étranger. Le réflexe primaire est d'avoir peur de ce qui est inconnu et d'être envahi dans son territoire et son corps. D'aucuns, comme Harraway[40], voient dans cette métaphore militaire une stratégie politique, une manière d'administrer des populations, dissimulée derrière un substratum biologique. Tout un programme… qui ne redonne pas ses lettres de noblesse à la découverte jennérienne.

---

[40] Donna Haraway est biologiste, philosophe et historienne des sciences. Elle est professeure émérite au département de sciences humaines de l'université de Californie et connue pour ses travaux féministes.

Chapitre 5
Personnalité, convictions et religion

Parmi les causes expliquant la méfiance envers la vaccination, on peut citer la personnalité, la croyance en une médecine holistique et la perception de l'information scientifique par le cerveau humain. Plusieurs biais cognitifs ont ainsi été identifiés et peuvent fausser notre raisonnement. Ce dernier se retrouve perturbé par l'étendue des disciplines auxquelles fait appel la science vaccinale. Au premier rang de celles-ci se place l'immunologie, obscure et complexe aux yeux du profane tant il est difficile de la vulgariser, pour tout ce qui relève de la recherche et de la conception. La recherche clinique et en particulier les biostatistiques, indispensables à la mise en évidence de l'efficacité et du profil sécuritaire des vaccins, sont énigmatiques pour de nombreuses personnes, y compris certains médecins dont ce n'est pas la spécialité.

1) Profil psychologique particulier

Il semblerait que la défiance vaccinale soit souvent associée à l'adhésion concomitante à d'autres croyances et au recours aux médecines alternatives. Une étude a récemment exploré cette relation en incluant 2697 adultes australiens (Bryden et al., 2018). Des données démographiques, de couvertures vaccinales et de recours aux médecines non conventionnelles ont été recueillies. Les sujets ont été soumis à deux échelles de mesure des croyances holistiques et magiques dans la santé : la HHB (holistic health belief) et la MHB (magical health belief). La première échelle, la HHB, relie la santé du corps et de l'esprit et l'impact du bien-être général sur des affections spécifiques ou sur la résistance à la maladie. La MHB, quant à elle, s'intéresse spécifiquement aux confusions ontologiques et aux erreurs cognitives à propos de la santé. Au niveau des attitudes, le recours aux médecines complémentaires et alternatives est associé à l'opposition à la vaccination. Pour autant, aucune preuve n'a mis en évidence une influence des thérapeutes dans ce sens. Ce dernier point a été confirmé par une revue de la littérature sur ce sujet (Wardle et al., 2016). En réalité, les deux concepts ne sont pas bijectifs. L'opposition vaccinale entraine certes la plupart du temps le recours aux médecines alternatives mais l'inverse n'est pas forcément vrai. On peut parfaitement recourir à la phytothérapie, au jeûne thérapeutique ou à l'acupuncture et les considérer en tant que complément à l'allopathie, en intégrant parfaitement la vaccinothérapie dans son arsenal.

Par ailleurs, le scepticisme vaccinal n'est que la partie émergée de l'iceberg. Le reste est constitué d'une vision du monde de la santé en désaccord avec la connaissance scientifique au profit des pensées superstitieuses et magiques. Les médecines non conventionnelles les plus fortement associées au rejet de la vaccination seraient celles reposant sur une base philosophique ou spirituelle (Browne et al., 2015). Celles s'alignant sur les paradigmes de la médecine conventionnelle (comme la chiropraxie) sont moins enclines au scepticisme. La construction de la personnalité du sujet, comme l'ouverture à l'expérience et l'orientation spirituelle vers le savoir et la connaissance représentent des effets additionnels à prendre en compte. Un style cognitif intuitif (c'est-à-dire un fonctionnement psychologique prédominé par l'intuition) n'a pas été associé significativement avec l'hésitation vaccinale. A ce propos, les auteurs ont conclu que l'orientation personnelle, philosophique, religieuse et culturelle joue un rôle plus important dans la décision vaccinale que la simple capacité cognitive.

Les sceptiques de la vaccination se décrivent eux-mêmes comme anti-autoritaires et non conventionnels, avec une préférence pour les traitements non orthodoxes comportant des paramètres spirituels ou « d'affirmation de la vie ». Le fait de retrouver une association significative avec la personnalité mais pas avec le style cognitif est caractéristique du scepticisme vaccinal. Il s'agit d'une réticence envers le raisonnement logique et la preuve plutôt qu'un manque de capacité pour s'approprier ce type de raisonnement et de preuve. Même si ces données méritent d'être réaffirmées, elles laissent entrevoir de nouvelles stratégies de communication vaccinale. La vaccination pourrait, selon ces auteurs, bénéficier d'une promotion faisant appel aux critères socio-émotionnels qu'utilisent certains individus pour prendre des décisions de santé. Dans la même veine, dans un ouvrage récent, Salvadori et Vignaud, respectivement microbiologiste et historien, rapportent les résultats d'une étude publiée dans *Nature Human Behavior* fin 2017. Les auteurs constatent des différences dans les présupposés moraux des familles totalement opposées à la vaccination comparativement aux familles hésitantes, mais surtout, ils notent que ces deux catégories demeurent relativement insensibles aux notions de « protection et de nuisance ». Par conséquent, le rôle social de la vaccination n'a guère d'incidence sur leur comportement. Par ailleurs, les familles catégoriquement opposées à la vaccination surinvestiraient les notions de « pureté », de « propreté » et la peur de la « contamination » (sous différentes formes). Ces données mettent en évidence l'aspect émotionnel et sensible de l'antivaccination. Cette dernière, répondant d'abord à des réflexes émotionnels avant leur intellectualisation, s'avère rebelle aux entreprises pédagogiques et politiques lorsqu'elles ne sont pas correctement menées.

Une meilleure éducation scientifique de la population constituerait une base lui permettant de comprendre les bases régissant le vivant. De l'autre côté, un minimum d'ouverture d'esprit de la part des ayatollahs de l'orthodoxie médicale, de l'evidence-based medecine (littéralement la médecine fondée sur les preuves) et de la méthodologie, et un soupçon de modestie et de sincérité sur le fait que rien n'est tout blanc ou tout noir en médecine aiderait peut-être à retrouver un débat intelligent et constructif.

2) Sacralisation des statistiques

Contrairement à ce que l'on pourrait penser, de nombreux médecins, journalistes scientifiques ou décideurs en général peinent à interpréter les résultats des études menées en recherche clinique, toujours exprimés sous forme statistique. Or, ce sont les fondements des recommandations en matière de promotion de la vaccination, de pharmacovigilance et de vaccinologie. Les lacunes dans la compréhension du socle commun des présupposés statistiques et des probabilités sont à l'origine d'une incompréhension, qui recule l'espoir de leur approche mesurée dans les publications scientifiques de référence. Les études médico-économiques sont également parmi les grandes oubliées des médecins, pharmaciens et autres professionnels de santé, l'enseignement de ce type de discipline n'étant pas au programme des études médicales. Pourtant, elles sont riches en enseignement et répondent à l'espoir d'une rationalisation du système de santé en prenant en compte simultanément des paramètres de santé et de budget.

3) Biais cognitifs

Un autre facteur clé dans l'explication de la perméabilité de la population aux controverses biomédicales réside dans les biais cognitifs en lien avec le traitement des informations scientifiques par l'être humain. Ces biais traduisent le fonctionnement du cerveau humain, qui est loin d'élaborer une réflexion et une pensée objective pure. Au contraire, il fonctionne par catégorisation, par analogie avec des situations déjà décryptées ; autrement dit, par raccourcis… Lorsque les composantes nécessaires à l'analyse pragmatique et rationnelle d'une situation ne sont pas réunies (manque de temps, d'informations ou d'intérêt) ces raccourcis cognitifs, que l'on nomme heuristiques, se mettent en place. Ces jugements rapides constituent une façon intuitive de porter des jugements ou de prendre des décisions, moins couteuses en énergie qu'un raisonnement complexe intégrant toutes les informations pertinentes. Souvent utiles, leur pendant négatif réside dans la construction inconsciente de jugements erronés typiques.

Ces modes de pensée rapides, simples, affectent bien sûr également les jugements et la réflexion autour des risques sanitaires (Palmarini & Raude, 2006). Ainsi, l'heuristique de disponibilité, un traitement psychologique de l'information reçue, tend à donner l'impression d'une fréquence accrue de certains évènements sanitaires, dès lors qu'ils ont été l'objet d'une médiatisation conséquente ou qu'ils ont imprimé l'esprit par leur caractère spectaculaire. De cette manière, ces évènements sont artificiellement plus mémorables et semblent plus fréquents.

Malheureusement, même sans ce biais, différents scandales sanitaires – réels ou montés en épingle par les médias - plus ou moins anciens, pèsent dans les esprits. A peine l'un disparait qu'un autre éclot. Le thalidomide, le Distilbène®, l'hormone de croissance et les cas de maladies de Creutzfeldt-Jacob, le sang contaminé par le VIH ou les virus des hépatites, le Médiator® ou encore la dépakine représentent la grande toile de fond des affaires médiatiques ayant concerné la santé et plus particulièrement les produits médicamenteux ou assimilés. D'autres scandales, alimentaires ou environnementaux, viennent ajouter de l'huile sur le feu, même s'ils ne mettent pas en cause l'industrie pharmaceutique : l'amiante, la fraude à la viande de cheval en 2013, les œufs contaminés au Fipronil… Ces scandales se démarquent par leur nombre élevé, leur petite fenêtre temporelle, le battage médiatique dont ils font l'objet et leur lien avec la santé. Indépendamment des vaccins, ce passé fait le terreau du scepticisme et du doute. Comment ne pas faire le lien entre les vaccins, évidemment produits par l'industrie pharmaceutique et des évènements récents comme l'affaire du Médiator® ?

Par ailleurs, on remarque que ce n'est pas tant la nature du vaccin ou ce qu'il recouvre qui pose un problème mais le fait qu'il s'agisse d'un produit de santé, en particulier nouveau. L'exemple du Levothyrox® est édifiant : la nouvelle formule a été extrêmement mal accueillie et des malades ont demandé à la justice d'en annuler le brevet. Un premier procès a été intenté collectivement au civil par plus de 4000 utilisateurs de ce médicament qui décrivent l'apparition d'effets secondaires originaux (inexistants avec l'ancienne formule). Le laboratoire Merck, qui commercialise ce médicament, a effectué un changement de formule pour donner suite à la demande de l'ANSM. L'agence a en effet constaté que le principe actif de l'ancienne formule était en quantité moindre dans les anciens comprimés du fait d'une moins bonne tenue, normalement garantie par l'excipient. Celui-ci, le lactose, a alors été remplacé par du Mannitol et de l'acide citrique (qui pourrait avoir une influence sur le temps de transit intestinal). Toutefois, les symptômes dont se plaignent les patients, à savoir fatigue, céphalées, crampes, ne correspondent pas à ceux pouvant être raisonnablement attendus par la consommation de Mannitol (qui est connu pour provoquer, chez certains patients, des troubles digestifs), d'autant moins à cette très faible concentration. L'ANSM a statué que « *l'ensemble des données analysées [...] ne permet pas de proposer d'hypothèse à la survenue de ces effets* », après la réalisation de trois analyses de pharmacovigilance, dont la dernière a été rendue publique le 6 juillet 2018. Néanmoins, son rôle s'est trouvé égratigné à plusieurs reprises, ce qui rend difficile le maintien de la confiance du public en son indépendance et en la pertinence de ses actions. Le traitement substitutif en hormones thyroïdiennes possède une marge thérapeutique étroite, ce qui signifie que la dose minimale efficace, appelée dose thérapeutique, est très proche de la dose toxique. Pour les habitués et les connaisseurs, nihil novi sub sole, mais cela reste difficile à bien équilibrer et des dosages de la TSH (thyroid-stimulating hormone), une hormone secrétée par l'hypophyse et régulant l'activité de la thyroïde, s'imposent. Le dosage de la T4L peut être utile s'il y a une difficulté d'équilibration ou une discordance entre la clinique et la biologie (HAS, 2019).

A ce sujet, le 4 avril 2019, une étude de chercheurs toulousains a apporté un nouveau rebondissement à cette affaire, en publiant une étude allant dans le sens des plaignants (Concordet et al., 2019). La bioéquivalence moyenne entre les deux formules, ancienne et nouvelle, serait dans les clous mais le problème réside dans la variabilité interindividuelle, notable, liée aux interactions incontournables entre le principe actif, ses excipients et l'organisme. Le journal *Le Monde*, à ce propos, écrit : *Au passage, la crédibilité de l'agence*[41] *en sort écornée : en creux, les travaux [...] montrent que l'ANSM n'a pas procédé à une analyse indépendante des données fournies par Merck à l'appui du changement de formule : elle s'est entièrement reposée sur l'interprétation qu'en a fait la firme.* » (Santi & Foucart, 2019) Toutefois, cette étude de bioéquivalence s'avère conforme aux exigences européennes en la matière ; la réelle question concerne l'éventuelle révision de ces normes. Les études demandées aux entreprises pharmaceutiques pour justifier de cette bioéquivalence ne portent que sur un petit échantillon (comparativement au nombre de personnes qui se verront prescrire le médicament) de sujets sains, à partir duquel on extrapole des résultats à plus grande échelle. La décision est ensuite statuée sur ces résultats, exprimés sous forme de moyenne et intervalle de confiance. Aussi, il y a forcément des valeurs extrêmes qui ne sont pas incluses et parfois, ces chiffres correspondent à un patient…

D'autres biais peuvent entrer en jeu :

Le biais de confirmation correspond à une tendance très commune de rechercher, collecter et intégrer uniquement les éléments qui confirment une croyance préalable (on parle aussi de « cherry picking » par analogie avec la cueillette de fruits où on sélectionne les meilleures cerises, bien rouges et juteuses). Ceux qui contredisent ou réfutent cette préconception sont au contraire ignorés voire discrédités. De la même façon, le biais de croyance s'immisce dans la perception de la logique d'un argument : elle sera biaisée si le sujet est auparavant convaincu de la vérité ou la fausseté de la conclusion. Ainsi, un raisonnement pourtant non pertinent sur le plan logique peut ne pas être débusqué, y compris par des individus cultivés, si la conclusion correspond à leurs croyances.

L'effet de halo, et plus particulièrement l'effet de notoriété, est facilement compréhensible via un exemple concret – et déjà entendu de la bouche de patients : le Docteur Cymes est célèbre,

---

[41] En référence à l'ANSM

il passe à la télévision donc c'est un bon médecin. Pourtant, il n'existe aucun lien apparent entre le fait d'être un habitué des plateaux télévisuels et celui d'exercer savamment la médecine !

Un autre biais important est très souvent impliqué dans le refus des vaccins : le biais de négativité, qui tend à attribuer davantage de poids aux expériences négatives qu'aux expériences positives - et également à les mémoriser plus aisément. Les arguments antivaccins reposant sur des partages d'expériences négatives (tels que les récits et témoignages de parents d'enfants malades, dont la pathologie est attribuée à un vaccin) sont légion et utilisent cette corde sensible.

L'illusion de corrélation consiste à percevoir une relation entre deux événements pourtant non reliés ou encore à exagérer une relation qui est faible en réalité. C'est fréquemment le cas dès lors que l'invocation du hasard apparait comme trop douloureuse. Pour reprendre l'exemple précédent, les parents attribueront la causalité de la maladie de leur enfant au vaccin reçu, par le simple fait que l'injection a eu lieu antérieurement. Cela a par exemple été le cas de la sclérose en plaque avec la vaccination contre l'hépatite B.

Le biais de cadrage est la tendance à être influencé par la manière dont un problème est présenté. Par exemple, l'impression de risque sera totalement différente – et pourra influencer la décision de vacciner ou non- si l'on énonce la probabilité de survenue d'un effet indésirable plutôt que la probabilité inverse, celle de l'absence de survenue de cet évènement. Pourtant, les deux chiffres apportent la même information.

Le biais de la disponibilité en mémoire affecte la perception de la fréquence d'un évènement en fonction des exemples qui viennent à l'esprit. Artificiellement, les évènements récents sont perçus comme plus fréquents.

Le biais d'omission consiste à considérer que causer éventuellement un tort par une action est pire que d'en provoquer un par l'inaction. Ainsi, il contribue à expliquer pourquoi, se sentant dans l'incertitude, certains parents refusent de faire vacciner leurs enfants.

L'effet boomerang est intéressant en communication, puisqu'il s'agit du phénomène selon lequel les tentatives de persuasion ont l'effet inverse de celui attendu. Les croyances initiales sont renforcées face à des preuves pourtant contradictoires. C'est pourquoi certains prétendent qu'il est inutile, voire néfaste, de répondre aux propos parfois absurdes des opposants à la vaccination, notamment sur les forums et les réseaux sociaux.

4) Balance bénéfice-risque à l'ère de l'individualisme suprême

Les représentations mentales telles que la perception de l'efficacité de la vaccination, de l'incidence et de la gravité de la maladie contre laquelle on souhaite se prémunir influent inconsciemment sur la décision de se faire vacciner. Chacun, face à ces représentations, soupèse mentalement les risques et les bénéfices perçus de la vaccination. Cet « *arbitrage intuitif* », évoqué par Jocelyn Raude, place le curseur en fonction des risques acceptables et des bénéfices attendus (efficacité et utilité du vaccin) (Raude, 2016). Les bénéfices sont d'autant plus importants dans cet arbitrage que la représentation de la maladie contre laquelle on souhaite se protéger est perçue comme grave et fréquente (Raude et al., 2010). A cet égard, le succès de la vaccination explique en partie les réticences actuelles, dans la mesure où les risques perçus sont devenus moins tangibles. En effet, si la menace de la maladie parait négligeable, tant en fréquence de survenue qu'en gravité potentielle, les individus sont moins enclins à se faire vacciner. C'est ce que le chercheur Geoffrey Rose[42] nomme le « *paradoxe de la prévention* » (Rose et al., 2008). Par cette expression il tente de résumer le fait qu'individuellement, chacun a peu d'intérêt personnel à contribuer aux mesures de santé publique, même si les bénéfices

[42] Epidémiologiste célèbre de la London School of Hygiene and Tropical Medicine

potentiels, collectivement, sont importants. Devant la faible incidence de certains risques sanitaires, l'application des mesures de santé publique revêt une efficacité par la somme des actions individuelles, mais chaque sujet, pris individuellement, n'y trouve pas forcément un bénéfice pour sa santé propre, ou bien de manière plus diluée. Cette problématique est particulièrement prégnante en ce qui concerne la vaccination. L'immunité de groupe correspond à un bénéfice collectif. Pour éliminer un pathogène ou pour protéger certains individus plus sensibles, il faut vacciner toute la population, alors que seuls quelques individus en bénéficieront réellement. Pour exemple concret, nous pouvons citer la vaccination contre les oreillons, qui protège essentiellement les garçons du risque d'orchite, mais pour laquelle on vaccine à la fois filles et garçons. Le rationalisme individuel, qui tend les individus à considérer en premier lieu leur bénéfice propre, en faisant des choix égoïstes et calculés, s'oppose à la nécessité d'une conception communautaire et altruiste de la vaccination. (Raude, 2016)

Pourtant, cette dernière permet parfois de protéger plusieurs personnes de manière indirecte, notamment par le biais de l'immunité grégaire. On parle aussi d' « immunité de groupe » ou de « communité » (le terme anglo-saxon est « herd immunity », de herd : troupeau). En effet, elle réduit ou annihile souvent la multiplication du micro-organisme chez la personne vaccinée, qui ne pourra donc plus (ou avec un risque moindre) contaminer son entourage. Celui-ci, une fois infecté par l'agent pathogène, est susceptible de le transmettre à d'autres personnes, et, de proches en proches, de le faire proliférer au sein de la population. C'est ainsi que surviennent les épidémies. La vaccination d'une personne permet donc d'interrompre la chaine de transmission du micro-organisme. Cette personne joue le rôle de « barrière ». Ainsi, plus il y a de personnes vaccinées, plus le micro-organisme a de difficultés à circuler et moins il survit chez l'homme. Dans le meilleur des cas, avec un taux de couverture vaccinale élevé, on peut éradiquer une maladie infectieuse, comme cela a été le cas avec la variole en 1980. C'est grâce à nos parents et grands-parents, qui ont continué à se faire vacciner même si la maladie n'était presque plus présente, que l'on a pu totalement éliminer cette infection.

Lorsque le nombre de cas (personnes contaminées) reste constant, c'est que l'on a atteint ce qu'on appelle le « seuil d'immunité de groupe » :

- ❖ Si le niveau d'immunité dans la population est inférieur à cette valeur, chaque personne infectée va contaminer en moyenne plus d'une personne. Mécaniquement, cela aura pour effet d'augmenter le nombre de cas secondaires, tertiaires, etc. On peut parler de « génération de cas » qui sont de plus en plus nombreux : c'est ce que l'on observe lors d'une épidémie.

- ❖ Si le niveau d'immunité est supérieur à cette valeur, chaque personne infectée va contaminer en moyenne moins d'une personne. Le nombre de cas diminuant à chaque génération de cas, la maladie finit par être éliminée.

La valeur de ce seuil d'immunité de groupe peut être facilement calculée pour chaque maladie à partir de la connaissance du nombre moyen de personnes que contamine un sujet malade dans une population réceptive. Ce paramètre, appelé taux de reproduction (noté Ro), reflète la contagiosité de la maladie. Sa connaissance, et donc celle du seuil d'immunité de groupe, permet d'estimer le niveau minimum de couverture vaccinale qu'il convient d'atteindre dans la population pour éliminer une maladie. Celui-ci est le plus souvent légèrement supérieur au seuil d'immunité de groupe pour prendre en compte le fait que l'efficacité du vaccin n'est pas de 100 %.

Certaines personnes bénéficient plus spécifiquement de l'immunité communautaire :

- Les personnes non vaccinées du fait d'une contre-indication (cas exceptionnels) ou de leur choix propre ;

- Les bébés et nourrissons dans leurs premiers mois de vie. Ils ne sont protégés que peu de temps par les immunoglobulines maternelles et sont donc particulièrement vulnérables ;

- Les personnes vaccinées mais qui répondent mal à la vaccination du fait d'un système immunitaire moins performant (par exemple les personnes âgées).

5) Impact des religions

Nous avons vu que les croyances personnelles peuvent interagir avec la vaccination. Il semble intéressant de creuser cette question et de s'interroger sur l'influence de la religion. En France, aujourd'hui, les oppositions vaccinales pour des motifs religieux sont rares, ce qui n'a pas été le cas lors de ses débuts. En fonction des religions, la vaccination peut être soutenue ou au contraire décriée. Aux Etats-Unis, de nombreux groupes religieux flirtant avec les limites sectaires s'y opposent depuis longtemps. C'est le cas des Amish, des scientistes chrétiens ou encore de certaines sectes juives orthodoxes. Le même type de problème se pose avec les témoins de Jéhovah face à la transfusion sanguine. Ces situations, bien que rares, posent parfois de lourds problèmes éthiques aux soignants qui y sont confrontés.

5.1) Affrontements initiaux

Au début du XVIIIème siècle, la religion est encore très influente en Europe et les critiques sont nombreuses, comme en témoigne ce commentaire du révérend Edmund Massey en 1722 :

« *Je n'hésiterai pas à appeler cela une opération diabolique, qui usurpe une autorité qui n'est fondée ni sur les lois de la nature, ni sur celles de la religion* ». (Moulin, 1996)

Cet extrait appartient à un sermon très à charge sur l'inoculation, que le révérend aurait fait publier. Il y cite notamment le passage suivant de la Bible, pour justifier sa position :

« *Alors Satan fut envoyé par le Seigneur, et frappa Job d'un ulcère malin, depuis la plante des pieds jusqu'au sommet de la tête* ».

Selon Voltaire, le chapelain de l'ambassade aurait déconseillé la variolisation à Lady de Montagu, connue pour avoir démocratisé cette pratique et qui en aurait fait fi (Bazin, 2010). Certains médecins s'appuient également sur ce type d'argument, tels que le Docteur Philippe Hecquet qui voit dans cette technique du « *libertinage médical* ». (Hecquet, 1725)

L'argument théologique demeure fort au cours du temps. Il s'appuie sur le concept de perception de la maladie en tant que punition divine. L'infection vient châtier les pécheurs et les théologiens jugent inacceptable d'entraver la justice rétributive de Dieu. Ils s'appuient plus particulièrement sur deux textes de la Bible. Le premier est issu de l'Ancien Testament, plus précisément du Lévitique, le verset 25 du chapitre 26 :

« *Je ferai venir contre vous l'épée chargée de venger l'alliance. Quand vous vous rassemblerez dans vos villes, j'enverrai la peste au milieu de vous* ».

Les épidémies sont alors perçues comme la traduction directe et littérale de ces écrits (qui rappelons, sont communs aux religions juive et chrétienne). Le second texte provient du Nouveau Testament, de l'Evangile selon Matthieu. Au moment où Jésus évoque les missions des apôtres, le chapitre 10 verset 39 transcrit :

« *Celui qui conservera sa vie la perdra, et celui qui perdra sa vie à cause de moi la retrouvera* ».

Ainsi, il est fait allusion également à l'épidémie d'origine divine, à laquelle les hommes ne doivent s'opposer sous peine de se voir « perdre la vie », au sens de la vie « éternelle ». A une époque où la religion est très présente, ces arguments sont de poids et perdureront plusieurs dizaines, voire centaines d'années.

Sur un fond religieux toujours, certains reprochent à l'inoculation ses origines orientales, où la religion musulmane prédomine. Ainsi, en 1756, De la Coste évoque :

« *Nous avons vu, et nous voyons encore aujourd'hui des bigots et de vieilles femmes, qui crient contre cette pratique, parce qu'elle vient du Pays des Infidèles, comme si avec la petite vérole*[43] *on inoculait aussi le Mahométisme* ». (Bazin, 2008)

5.2) Positionnement des principales religions

Cette question a été très bien documentée par une équipe de chercheurs croates (Pelčić et al., 2016).

Une augmentation importante des maladies à prévention vaccinale, ainsi qu'une avancée de l'hésitation vaccinale s'observent dans certains pays où la religion musulmane est très présente, principalement en Afghanistan, Malaisie et Pakistan (Ahmed et al., 2018).

En Inde, les oppositions à la vaccination se nourrissent d'un entremêlement d'arguments religieux et politiques. Une étude a montré que dans ce pays, la religion est un facteur prédictif du statut vaccinal des enfants (Shrivastwa et al., 2015). Comparativement aux Indous, les enfants musulmans ont plus de risque d'être non ou insuffisamment vaccinés. En 2007, des parents ont refusé massivement la vaccination antipoliomyélitique. Au total, 24.000 enfants étaient concernés. Les parents étaient intimement convaincus que ces injections étaient un stratagème occidental pour stériliser les enfants musulmans. Les racines de ces croyances sont anciennes. Dans les années 70, des pratiques de stérilisation forcée étaient effectivement mises en œuvre en Inde pour réduire la croissance de la population. Près de 20 ans plus tard, un programme de vaccination indo-américain fut sujet à polémique, à la suite de l'accusation portée contre les États-Unis d'utiliser la population

[43] Autre appellation de la variole.

indienne comme cobayes. Plusieurs des fatwas opposées aux vaccinations sont ainsi instituées en réaction. Par ailleurs, Gandhi lui-même véhiculait l'opinion selon laquelle les vaccinations « *s'inscrivaient dans une pratique médicale essentiellement étrangère, portant atteinte à la recherche d'autres solutions (hygiène et assainissement) et annonçant une forme de 'décadence de civilisation' parce qu'elle [la pratique médicale étrangère, note de l'auteur] se concentre sur le corps et non sur l'âme.* » (Buisson, 2013)

A propos de l'Indonésie, le journal *Courrier International* a relayé une nouvelle du quotidien local *Kompas* :

« *Dans le plus grand pays musulman du monde, une fatwa évoquant des « extraits de porcs » dans un vaccin porte un coup à la campagne de vaccination contre la rougeole* ». (Courrier International, 2018)

En effet, le vaccin protégeant de la rougeole et de la rubéole produit par le Serum Institute of India contiendrait des extraits de porc ou de gélatine d'origine animale. Il ne serait donc pas halal. Rappelons que ce terme signifie la non-conformité aux préceptes de la religion et ne se limite pas à la nourriture. Ce qui est halal, c'est ce qui est autorisé par le Coran. Ce vaccin est donc considéré comme haram (c'est-à-dire, non halal) car le porc est formellement interdit, de même que les dérivés animaux n'ayant pas fait l'objet d'un abattage rituel.

Pourtant, une lecture attentive de cette fatwa montre que le Conseil des oulémas indonésiens apporte un soutien à la campagne de vaccination. Le journal indonésien, à propos de cette disposition publiée le 20 août 2018, préconise « *dans l'attente d'un vaccin alternatif halal, d'autoriser l'utilisation de ce vaccin dans la campagne d'immunisation de 31,9 millions d'enfants par le gouvernement indonésien, étant donnée l'urgence de la situation sanitaire* » (Courrier International, 2018). En outre, la question a été tranchée en précisant que les vaccinations permettaient de protéger la vie, ce qui est conforme aux préceptes de prévention des dommages (« izalat aldharar ») et de protection de l'intérêt public (« maslahat al ummah ») (European Data Journalism Network, 2018).

Malheureusement « *le mal est fait [...]. Dans le pays qui abrite la plus grande population musulmane, beaucoup de citoyens n'ont lu que le premier paragraphe de la fatwa et l'ont fait circuler sur les réseaux sociaux. De nombreux parents refusent désormais que des extraits de porc soient injectés à leurs enfants.* » (Courrier International, 2018)

En 2005, le cardinal Joseph Ratzinger s'est vu interrogé au sujet de la position du Vatican quant aux vaccins. En effet, l'origine de certains vaccins est controversée, certains craignant qu'ils proviennent de lignées cellulaires humaines issues de fœtus avortés. Cela peut être le cas pour différents vaccins ou composants vaccinaux tels que les lignées cellulaires WI-38 (Winstar Institute 38), MRC-5 (Medical Research council 5), plusieurs vaccins vivants contre la rubéole (Meruvax, Rudivax, M-R-VAX), des vaccins contre l'hépatite (A-VAQTA et HAVRIX), la varicelle (Varivax) et la poliomyélite (Polivax) (Pontifical Academy for Life, 2006). L'Académie pontificale pour la vie a répondu qu'il incombait aux chrétiens la responsabilité de chercher des vaccins alternatifs à ceux qui leur posent des problèmes d'ordre moral. Toutefois, elle précise qu'en l'absence d'alternative, il est possible de recourir à ces vaccins, notamment lorsque l'absence de vaccination s'avère risquée, particulièrement pour les enfants ou les femmes enceintes. Cette décision a été publiée dans la revue *Medicina e Morale*[44] :

« *La raison morale réside dans le fait que le devoir d'éviter la coopération matérielle passive n'est pas obligatoire s'il existe un inconvénient majeur. Dans ce cas, une raison proportionnelle justifie l'acceptation de ces vaccins face au risque de favoriser la propagation de l'agent pathologique suite à l'absence de vaccination des enfants.* ». (Luño, 2005)

---

[44] D'autres discussions sont menées par l'église catholique sur l'usage de matériel biologique. Voir (Card. Levada, 2008; Card. Ratzinger & Bovone, 1987; Jean-Paul II, 1995)

Parmi les chrétiens catholiques, les membres de la Fraternité Saint-Pie-X seraient plus enclins à contester la vaccination. La Fraternité sacerdotale Saint-Pie-X, fondée en Suisse en 1970, est née en réaction à l'aggiornamento[45] de l'Église catholique entrepris par le Concile Vatican II (1962-65). Son fondateur, Monseigneur Lefebvre, est en rupture avec le Vatican depuis 1988, à la suite de l'ordination par le cardinal de quatre évêques, sans accord préalable du pape Jean-Paul II. Cette décision, jugée comme une provocation, a été suivie de leur excommunication, levée en 2009 par le pape Benoît XVI. D'après un rapport de la Mission interministérielle de vigilance et de lutte contre les dérives sectaires (Miviludes), « *le mouvement revendique aujourd'hui entre 150 et 200000 fidèles dont 35000 en France. La congrégation religieuse a pendant un temps bénéficié d'un puissant relais médiatique avec l'institut Civitas (fondé en 1999), association satellite de la Fraternité Saint-Pie-X, jusqu'à ce que l'association ne devienne un parti politique en 2016, déclenchant la distanciation de la congrégation religieuse.* » (Miviludes, 2017)

Cette branche religieuse traditionaliste comptabilise une soixantaine d'écoles en France. Lucie Guimier, docteure en géopolitique à l'Institut français de géopolitique de l'Université Paris 8 les a mis en relation avec les données épidémiques de la rougeole collectées par Santé publique France dans une étude réalisée dans le cadre du rapport annuel de la Milivudes. Elle observe que « *la dispersion rapide de la rougeole à l'échelle intrafamiliale dans le réseau d'obédience lefebvriste résulte de toute évidence d'une couverture vaccinale insuffisante des enfants de la communauté, des carences possiblement liées aux aspirations spirituelles de leur famille* » (Miviludes, 2017).

Le journal *Le Monde* rapporte ces résultats et ajoute que « *dans les faits, plusieurs écoles et centres de vacances de la Fraternité ont été des foyers de propagation de l'épidémie de 2008. La suite de l'enquête épidémiologique a permis d'identifier le patient*

---

[45] Traduit par « mise à jour », le terme est utilisé pendant le concile Vatican II pour désigner une volonté de changement dans la religion, de modification et d'adaptation à la modernité.

zéro de l'infection [...]. Il s'agissait d'une élève d'origine suisse, qui n'avait pas reçu les deux doses du vaccin et qui, lors d'une visite familiale en Autriche, est entrée en contact avec un cousin infecté par la rougeole, lui aussi scolarisé dans un établissement affilié à la même communauté religieuse. » (Le Monde, 2018)

Concernant la branche protestante, il existe aux Pays-Bas, une « *ceinture biblique* » constituée de soixante à soixante-dix mille personnes issues de l'Eglise réformée orthodoxe. Ces Néerlandais contemporains refusent les vaccinations qui s'opposent selon eux à Dieu et à la destinée de chacun (Bazin, 2010). Selon Ruijs, un chercheur spécialiste dans ce domaine, la vaccination interfère avec la providence divine et ses effets secondaires sont considérés comme un signe de Dieu leur indiquant qu'ils ont pris une mauvaise décision en vaccinant leurs enfants. Toutefois, d'autres mouvances protestantes considèrent au contraire la vaccination comme un cadeau divin (Ruijs et al., 2012).

L'église orthodoxe de Russie soutient que la vaccination est le principal levier pour instaurer le progrès. Pourtant, selon les statistiques russes, 3 à 5 % de la population refuse de se faire vacciner, probablement du fait de l'activisme des antivaccins (Pelčić et al., 2016). En 1988, la défiance commence par la publication d'un article intitulé *Well, You Will Think, That It Is Only a Prick ?* qui indique que la vaccination ne consiste pas en une simple piqure mais est la cause de complications sérieuses. Les réunions se multiplient essentiellement au sein des églises et des monastères. Pour y répondre, le département de l'Eglise orthodoxe russe en charge de la charité et des services sociaux organise un synode[46] au cours duquel une table ronde est proposée sur le thème « Vaccine's Prevention of Paediatric Problems and Ways of Making the Decision » (Metamorphosis Foundation, 2019). L'église y condamne fermement la

[46] Dans le sens, ici, d'une assemblée d'ecclésiastiques – évêques- délibérant sur des questions intéressant la vie de leur Eglise. A différencier du Saint-Synode, qui désigne le conseil suprême de l'Eglise russe.

promotion de l'antivaccination et interdit la diffusion de vidéo ou de littérature en lien avec ce sujet.

La théologie juive, bien que traditionnellement influencée par les lois religieuses en matière de naissance, mariage et mort, ne nous dit rien d'explicite à propos des enjeux médicaux modernes. La vaccination était bien sûr inconnue à l'époque de la Bible et du Talmud, mais pas les notions de préservation de la santé et de la vie, notamment grâce à l'hygiène. Selon les croyants, Dieu a fait l'homme à son image et lorsqu'il a dit « Soyez féconds et multipliez-vous », il a laissé le peuple libre des actions pour y parvenir. Dans ce but, il est nécessaire d'être en bonne santé. Par ailleurs, il faut utiliser son esprit, sa capacité à réfléchir pour décider comment préserver la santé. La médecine préventive est considérée comme très importante. Il faut se servir de l'intelligence dont Dieu a pourvu les hommes pour lutter contre les aléas de la nature et obéir aux commandements divins. C'est dans ce cadre qu'est considérée la vaccination, qui s'intègre parfaitement dans le sens du « Pikuakh nefesh », c'est-à-dire les actions en lien avec le maintien de la vie, la protection des enfants ou de ses pairs (Grabenstein, 2013). Toutefois, le maire de la ville de New York, Bill de Blasio, a déclaré l'état d'urgence sanitaire après une épidémie de rougeole dans les communautés juives ultraorthodoxes de Brooklyn. L'information a été relayée par *The New York Times* le mardi 9 avril 2019. Jusqu'alors, l'État de New York tolérait des exceptions aux vaccinations obligatoires pour motifs religieux. Désormais, les réfractaires au vaccin sont passibles de poursuites pénales et d'une amende allant jusqu'à 1000 dollars (Courrier International, 2019).

Selon l'enseignement bouddhiste, si un vaccin est dérivé d'une quelconque forme de vie, son utilisation est débattue. En effet, le premier des dix principes bouddhistes consiste à ne jamais « prendre une vie ». Toutefois, les premiers bouddhistes n'ont jamais été confrontés à la question de savoir si un embryon ou un fœtus étaient considérés comme telle. Mais l'interdiction de tout acte pouvant mener à la destruction d'une vie potentielle prévaut. En outre, le bouddhisme impose à ses fidèles de traiter toute vie avec respect (Pelčić et al., 2016). Toutefois, ces notions sont à contrebalancer avec les faits, qui montrent que les bouddhistes modernes utilisent en général la vaccination dans le but de se protéger.

Bien qu'il n'y ait pas de religion à proprement parler au Japon, il existait, selon l'équipe de chercheurs croates, un sens commun métaphysique japonais, manière de voir le monde inspiré du Bouddhisme, Taoïsme, et du Confucianisme (Kitagawa, 1987 ; Pelčić et al., 2016). Cette spiritualité tendait à rejeter toute pratique biomédicale, technologie ou tout effet considéré comme non naturel. C'était en particulier le cas de la transplantation d'organe ou de la vaccination. Ces actes non naturels étaient sources de sentiments complexes de déviation ou d'anormalité en regard de la juste évolution des choses. Cependant, depuis la révolution de Meiji, en 1868, les Japonais ont largement accepté la biomédecine moderne et la vaccination a progressivement été adoptée comme son symbole. En 1948, le nouveau gouvernement japonais l'a rendue obligatoire. Après 1962, elle a même été pratiquée de manière massive lors de campagnes de vaccination collective, avant de devenir optionnelle en 1994. Malgré cela, une épidémie de rougeole (encore !) a récemment sévi au pays du soleil levant, faisant 167 cas au 10 février 2019, dont près d'un tiers au sein de la communauté Miroku Kyusei Shinkyo. Les membres de cette communauté renient la médecine moderne, croyant qu'elle est à l'origine de nombreuses maladies. Ils évitent également les médicaments et les vaccins et prônent des remèdes alternatifs, telle que la transmission de la puissance de la lumière divine, qui soignerait même le cancer. Le fondateur, Meishi Sama, a créé l'Église messianique mondiale, un groupe comptant près de 800 000 adeptes dans le monde. Il a présenté ses excuses et s'est engagé à ne plus s'opposer à la vaccination.

Chapitre 6
Facteurs sociétaux

L'homme est un être sociable ... la nature l'a fait pour vivre avec ses semblables, Aristote

Les interactions entre les individus et la manière dont ils font société sont cruciales dans l'influence des choix en matière de traitement, de prévention des maladies et donc, de vaccination.

Plusieurs de ces processus interviennent dans le rapport des français aux vaccins :

- Le refus vaccinal comme marqueur et affirmation identitaire ;
- L'absence de culture préventive ;
- L'avènement de nouveaux médias et la propagation de fake-news ;
- Le conspirationnisme ;
- Une crise de confiance généralisée envers les institutions et les pouvoirs publics.

1) Influence sociale

Chaque individu entretient une relation particulière avec son propre corps. C'est pourquoi, tout acte qui s'y réfère fait l'objet d'une analyse. C'est par exemple le cas avec les actes médicaux comme la vaccination. Cette analyse est le fruit d'une interrogation personnelle mais également d'interactions avec ses pairs au sein du groupe social dans lequel s'inscrit chacun. L'enjeu réside dans la préservation d'une double identité, à la fois individuelle et collective. Ainsi, les prises de décision individuelles sont influencées par les interactions et le groupe social et répondent à une identification personnelle à un groupe défini. Afin d'illustrer ce propos, prenons l'exemple d'un courant de pensée pseudo-religieux, l'anthroposophie.

L'anthroposophie est définie par ses adeptes comme *« un stimulant pour le développement individuel, pour le renforcement des fondements de notre vie et de notre culture. Elle manifeste un lien vivant dans le présent entre l'individu et le monde sous toutes ses expressions. Son ancrage est l'expérience vécue en l'humain comme une aspiration du cœur.* ». Son fondateur, Rudolf Steiner, la désigne comme « *l'étude des phénomènes spirituels dans la vie humaine et dans l'univers* ».

Cet occultiste austro-hongrois est qualifié par *Le Monde Diplomatique* de « *philosophe, théologien, poète, économiste, botaniste, diététicien, artiste, historien, dramaturge* » (Malet, 2018). Sa doctrine résulte en un melting-pot d'idées empruntées à l'ésotérisme, aux philosophies orientales (karma et réincarnation), au christianisme ainsi qu'au New Age, pour ses imprégnations plus tardives.

Cette doctrine philosophique et spirituelle s'intéresse aux différentes périodes de la vie et, toujours selon ses adeptes, a notamment pour vocation de « *soigner les hommes et de les nourrir, d'éduquer les enfants, d'accompagner les handicapés, elle permet d'ouvrir et approfondir des recherches et des pratiques dans les divers champs des activités humaines.* » (Société anthroposophique de France, s.d.). C'est donc tout naturellement qu'est apparue une médecine anthroposophique. Un exemple concret est apporté par l'un de ses représentants, le docteur Stefano Gasperi, qui décrit sa pratique lors de l'assemblée générale de la Société anthroposophique de mars 2018 :

« *D'un point de vue médical, les maladies viennent d'une mauvaise relation entre nous et le monde. Rudolf Steiner nous enseigne que nous regardons un monde mort, dont le divin s'est retiré, qui ne produit que des pensées mortes. Mon combat est donc immense. Car, quand on ausculte le cœur d'un patient, on est au cœur du patient. Il me faut donc me libérer de ce que j'ai appris à l'université.* » (Malet, 2018)

Selon Steiner, la maladie est le fruit d'une destinée karmique, liée aux erreurs et péchés commis par l'individu dans l'une de ses vies antérieures. En 1917, il émet l'hypothèse, d'après une intuition, que le gui pourrait soigner le cancer. Le docteur Peter Selg, également médecin anthroposophe, écrit [47]:

« *Selon les indications de Rudolf Steiner, ce n'est que par le mélange approprié des extraits de gui d'été et d'hiver que le gui peut déployer son "véritable pouvoir de guérison" du cancer* ».

Dans un de ses livres, il explique que les extraits de gui (Viscum album) relèveraient d'un « *remède anticancéreux* ». C'est à partir de cet extrait qu'est produit l'Iscador, un « *médicament anthroposophique* » issu d'extraits de gui, utilisé en Allemagne et en Suisse comme « *traitement complémentaire des maladies tumorales* ». Ce médicament homéopathique est en fait produit et diffusé par les entreprises Weleda[48] et Iscador AG.

D'après *Le Monde Diplomatique*, il existerait près de 1100 établissements scolaires Steiner-Waldorf dans le monde. Dispersées dans 65 pays, ces écoles enseigneraient et mettraient en application les principes pédagogiques de Steiner auprès de leurs élèves. Le nom de ces écoles dériverait du nom d'une usine de cigarettes, dont le dirigeant, en 1919, avait demandé à Steiner la création d'une école pour ses ouvriers. En France, les adeptes sont majoritairement situés en Alsace. Cette situation s'explique par la proximité avec la Suisse (d'un point de vue à la fois culturel, historique, et linguistique) et notamment avec la ville de

---

[47] Brochure publicitaire intitulée « La force du gui. Cent ans de thérapie du cancer par le gui ». Association pour une médecine élargie par l'anthroposophie.

[48] D'après le rapport annuel 2016 de Weleda (« Diversity as a source of inspiration ») les laboratoires Weleda ont réalisé 401 millions d'euros de chiffre d'affaires en 2017. Leurs produits phares sont les lotions capillaires au romarin, les pâtes dentifrices au ratanhia, les huiles essentielles anticellulite au bouleau ainsi que les « médicaments anthroposophiques » (109 millions d'euros). Ces médicaments sont des composés homéopathiques. La société Weleda est essentiellement aux mains des anthroposophes, puisque les deux actionnaires majoritaires sont la Société anthroposophique universelle et la clinique anthroposophique d'Arlesheim. Elles détiennent à elles deux 33,5 % du capital de l'entreprise et 76,5 % des droits de vote de Weleda.

Bâle, qui accueille le Goetheanum, siège de la Société anthroposophique. En outre, on les retrouve plus spécifiquement dans le Sud-Est de la France et plus généralement dans les territoires de tradition protestante. Les adeptes de l'anthroposophie, dont le mouvement est en expansion, sont connus pour leur position opposée à la vaccination. Plusieurs publications réalisées à ce sujet ont mis en évidence leur volonté de « *laisser faire la nature* ». Les maladies infantiles sont considérées comme une étape essentielle au développement mental et physique des enfants, que la vaccination entraverait.

Dans ce milieu enclavé, l'imitation des pairs est importante et permet la diffusion par capillarité de leur conception de la santé et de la vaccination. Ce phénomène est la traduction de l'effet du groupe social sur l'individu, et du refus de la vaccination comme marqueur d'appartenance à ce groupe. C'est dans ce sens que l'opposition à la vaccination apparait comme un marqueur identitaire. Le témoignage de ce parent illustre ce phénomène :

« *À l'école, les parents vont voir un médecin dans la Drôme qui va partager leurs idées pour tel ou tel acte. Ils ne vont pas là-bas pour obtenir l'avis de quelqu'un. Le médecin en question leur fournit des attestations de contre-indication pour ne pas faire vacciner les enfants au cas où la préfecture les contrôle. [...] ils vont aussi voir un magnétiseur, moi-même à l'époque j'avais trouvé un médecin qui m'avait fait une contre-indication. [...] Dans ce milieu, vacciner est perçu comme une faiblesse du corps : si tu te vaccines tu vas devenir faible ! Alors on suit le même régime alimentaire, le même mode de vie et on a la même spiritualité, comme si c'était une force.*[49] »

L'école, qui est un des lieux de socialisation primaire, concrétise ces enjeux d'appartenance identitaire. Travailler en collaboration avec l'éducation nationale apparait dès lors comme une piste d'amélioration intéressante pour restaurer la juste confiance dans les vaccins. Pour étayer le rôle majeur de l'école dans la vaccination, l'exemple du Royaume-Uni s'impose. Il figure

[49] Entretien avec le père de l'enfant, le 19 septembre 2013 en Ardèche. Témoignage recueilli par Lucie Grumier page 126 (MILIVIDES, 2016)

parmi les pays ayant obtenu les résultats les plus prometteurs en matière de vaccination anti-papillomavirus[50], comparativement aux dix-huit autres pays[51] européens qui l'ont introduite dans leurs calendriers vaccinaux entre 2006 et 2010. Le papillomavirus (HPV) est responsable d'une grande majorité de cancers du col de l'utérus, mais également de cancers des voies oropharyngées et de l'anus. Ces cancers surviennent malheureusement plus fréquemment chez les femmes en situation de précarité, rendant l'exemple du cancer du col caractéristique des inégalités de santé. L'école permet ici de combattre efficacement les inégalités sociales et territoriales de santé en proposant à tous la vaccination. D'ailleurs, au Royaume-Uni, on observe que les indices de corrélation entre précarité et absence de couverture vaccinale ne sont pas significatifs avant 16 ans mais le deviennent entre 16 et 18 ans (fin de l'école obligatoire) (Cours des comptes, 2018).

Le refus des vaccins est donc également une manière d'exprimer son appartenance à un groupe social, en particulier en marge de la société. En Europe, un chercheur britannique a montré un lien entre la montée du scepticisme vaccinal et celle des partis populistes (Kennedy, 2019). Selon Jonathan Kennedy, l'auteur de cette étude, les deux phénomènes sont liés, car ils reposent sur une « *profonde méfiance envers les élites et les experts* ». C'est en observant la situation des Etats-Unis (et notamment des réparties de Trump) et de l'Italie, qu'il a eu l'idée de cette recherche originale. En Italie, le Mouvement 5 étoiles (M5S), formant un gouvernement de coalition avec la Ligue du Nord, a émis de nombreux doutes à propos de la sécurité des vaccins en se basant notamment sur l'étude de Wakefield (liant l'autisme au vaccin ROR). En Grèce, le parti Syriza, une formation populiste de gauche, aurait émis des préoccupations similaires. Afin d'étudier la relation entre l'opposition à la vaccination et le populisme politique, Jonathan Kennedy a combiné les résultats

---

[50] La couverture vaccinale est en effet uniforme sur l'ensemble du territoire, quel que soit le niveau de précarité des zones géographiques considérées.

[51] Allemagne, Autriche, Belgique, Danemark, Espagne, France, Grèce, Irlande, Italie, Lettonie, Luxembourg, Norvège, Roumanie, Pays-Bas, Portugal, Royaume-Uni, Slovénie et Suède.

des formations populistes lors des élections européennes de 2014 à ceux de l'étude internationale du Vaccine Confidence Project (Hauwaert & Kessel, 2017 ; Larson et al., 2016). Il en a conclu que :

« *Plus le pourcentage de votes populistes dans un pays est élevé, plus est grande la proportion de gens qui croient que les vaccins sont inefficaces.* » (Kennedy, 2019)

En France, selon ce même chercheur, les électeurs de Marine Le Pen seraient plus enclins à pencher vers le scepticisme vaccinal. A côté de cela, avant sa nomination au poste de ministre de la Santé, Agnès Buzyn avait déclaré lors d'une interview accordée au Parisien :

« *On sait qu'il s'agit, en général, de gens d'extrême gauche ou d'extrême droite. Il y a aussi des mouvances au sein de certains partis politiques. Regardez la liste d'Europe écologie-Les Verts aux européennes. La numéro 2, Michèle Rivasi, est une fervente antivaccin. C'est quand même un drôle de choix.* » (Nau, 2019a)

Cette déclaration faisait suite à l'invitation par Mme Rivasi, en février 2017, d'Andrew Wakefield lors d'un débat officiel au sein du Parlement européen. Pour se défendre face à cette attaque, Mme Rivasi s'est exprimée au moyen d'un communiqué de presse :

« *Cette invitation malheureuse et inappropriée a donné une occasion en or aux lobbies de la santé de m'attaquer directement ou indirectement ajoute-t-elle. Qu'ils sachent pour autant que je ne les crains pas et qu'on ne me fera pas taire. [...] Je l'affirme donc haut et fort : je suis pour la vaccination ; pour la protection de la santé. C'est pour cette raison que je réclame depuis des années, et en ai parlé directement avec la ministre de la Santé, des études indépendantes sur les adjuvants (aluminiques notamment) utilisés dans les vaccins, sur l'effet cocktail des onze vaccins sur les nourrissons de moins de 18 mois et une amélioration de la pharmacovigilance concernant les produits de santé.* » (Nau, 2019b)

Au sein de la communauté scientifique, le cancérologue montpelliérain Henri Joyeux s'est fait remarquer en lançant, en mai 2015, une pétition intitulée « *Vaccin obligatoire : les Français piégés par la loi et les laboratoires !* ». Les arguments utilisés reprennent ceux utilisés depuis toujours par les opposants à la vaccination :

« *Tout cela n'est qu'une histoire de gros sous, avec des manœuvres sournoises pour exploiter les craintes légitimes des patients mal informés* ».

Pour comprendre le succès de cette pétition (près de 700000 signatures en un mois), Lucie Grumier, chercheur en géopolitique, a analysé le contenu textuel de la pétition à l'aide d'un logiciel d'analyse lexicométrique. Sur les 12804 mots considérés et triés selon leur rang d'utilisation et leur nombre d'occurrences, en excluant la ponctuation et les mots dont la fonction syntaxique n'apporte pas de valeur sémantique, elle n'a retenu que les termes utilisés dix fois ou plus dans le texte. De cette analyse est ressorti :

- Un vocabulaire médical : vaccin-s, vacciner, vaccination, santé, médicament-s, immunitaire, prévention ;
- Des notions anxiogènes, récurrentes et connotées négativement : risque-s, maladie-es, cancer, dangereux ;
- Des arguments d'autorité : Henri Joyeux assoit sa posture d'expert en rappelant à vingt reprises son statut de professeur ;
- Le champ sémantique de la famille : enfant-s, parents, nourrissons ;
- L'utilisation massive des termes aluminium et adjuvants, en référence à la controverse alors récente sur les adjuvants aluminiques, de plus en plus prégnante dans le débat public ;

- Un ciblage essentiellement féminin : il s'adresse davantage aux femmes (20 fois) qu'aux hommes (12 fois). Selon Lucie Grumier « *le choix de cibler son message vers un public féminin n'est pas neutre. Il est en effet admis qu'en matière de santé, les décisions prises pour les enfants incombent majoritairement aux mères, comme le démontre une étude de la fondation américaine Kayser Family qui met en avant le rôle prépondérant de la mère dans le choix du médecin des enfants (la mère décide dans 74 % des familles).* »

Parfois, la pression sociale peut infléchir positivement la décision vaccinale, en rassurant les méfiants. Ce peut être le cas au sein d'un environnement familial favorable aux vaccins ou dans une relation de confiance avec un médecin généraliste rigoureux qui sait promouvoir avec justesse l'utilité de certains vaccins. Différentes études ont en effet montré que les professionnels de santé, en particulier ceux de proximité tels que les médecins généralistes, sont les premiers influenceurs en ce qui concerne la décision vaccinale (Dubé et al., 2013).

Une étude réalisée par l'agence Santé Publique France en 2018 et présentée à l'occasion des Rencontres Santé Publique France trace les sources d'information sur la vaccination utilisées par la population française, ainsi que les influences de ces sources sur les perceptions et pratiques vaccinales (Jestin, 2018). Elle s'appuie sur l'enquête téléphonique Baromètre Santé 2016, pour laquelle un échantillon constitué par sondage aléatoire a été défini. Dans cette étude initiale, 15 216 répondants avaient été inclus, âgés de 15 à 75 ans. Dans l'étude de 2018, c'est aux réponses d'un sous-groupe de ces répondants que l'on s'est intéressé. Ce sous-groupe d'étude coportait 8088 répondants, soit les personnes ayant répondu au volet « vaccine hesitancy » (hésitation vaccinale) du questionnaire. Les professionnels de santé arrivaient en première ligne dans les sources d'information sur la vaccination auprès des parents interrogés, avant internet et l'entourage.

Cette analyse vient conforter les théories des réseaux des sociologues (diktyologie) et les revues systématiques de la littérature sur les perceptions et expériences de communication autour des parents et de l'entourage des jeunes enfants au sujet de la vaccination. Ce processus d'influence sociale semble stable dans le temps.

A cet égard, la position de certains médecins généralistes peut s'avérer problématique, puisqu'ils ne sont guère épargnés par la défiance vaccinale (Verger et al., 2015).

2) Crise de confiance

La confiance est définie par le Larousse de trois manières distinctes :

- « *Assurance, hardiesse, courage qui vient de la conscience qu'on a de sa valeur, de sa chance : Faire face aux difficultés avec confiance.*
- *Sentiment de quelqu'un qui se fie entièrement à quelqu'un d'autre, à quelque chose : Notre amitié est fondée sur une confiance réciproque.*
- *Sentiment d'assurance, de sécurité qu'inspire au public la stabilité des affaires, de la situation politique : La confiance des épargnants envers l'État.* »

Selon Jocelyn Raude, la confiance institutionnelle se caractérise par une « *construction [...] fortement asymétrique* » :

- Elle est longue à acquérir : il faut une répétition durable d'actions et de preuves tangibles démontrant que l'institution est digne de confiance.

- Mais facile à perdre : une seule action malheureuse ou maladroite suffit à ébranler un sentiment de confiance durement acquis au cours du temps.

Plusieurs enquêtes conduites au sein de l'Union Européenne montrent que la confiance de la population se dégrade, tant envers les institutions que les médias ou autres contrepouvoirs (Zalc, 2014). Cette confiance érodée, couplée aux controverses sanitaires et sociales préalables, contribue à favoriser le doute et l'émergence de controverses sur la dangerosité ou l'inefficacité des médicaments en général et des vaccins. Ces craintes sont amplifiées par le fait que l'industrie pharmaceutique, décrite comme « *le grand méchant loup* », est perçue comme extrêmement puissante. (l'expression est de Philippe Urfalino, voir (Fridenson, 2005)).

En outre, la confiance est d'autant plus mise à mal que les questionnements induits par la vaccination font l'objet d'une récupération politique. Cette politisation du débat, avec l'intervention de personnages influents propageant le doute et la peur, complexifie l'analyse de la situation pour les citoyens. Le phénomène prend une ampleur telle qu'on peut y voir une sorte de guerre d'influence menée par différents intervenants, qu'ils soient issus du monde politique ou scientifique.

Ainsi, avant même qu'il ne se présente officiellement aux élections présidentielles, Trump aurait déclaré au média *Fox News* :

« *Quand vous conduisez un bébé qui pèse à peine 12 livres chez un médecin et qu'on lui injecte plusieurs vaccins combinés – je suis pour les vaccinations - mais je pense que quand on administre en une seule fois tous ces vaccins, et que deux mois plus tard, le bébé a tellement changé, c'est que plusieurs choses se sont réellement passées.*[52] ».

En 2014, il tweete à deux reprises des propos dérangeants sur la vaccination :

« *Un jeune enfant en bonne santé va chez le médecin, se fait injecter en bloc de nombreux vaccins, ne se sent pas bien et change : AUTISME. Beaucoup sont dans ce cas !* »

---

[52] Propos recueilli par Dmitry Baxter

« *Si j'étais le président, je préconiserais des vaccinations appropriées, mais ne permettrait pas plusieurs piqûres dans une somme énorme qu'un petit enfant ne peut pas supporter : AUTISME.* ».

Son adversaire, Hillary Clinton adoptait le contrepied en tweetant en 2015 :

« *La Terre est ronde, le ciel est bleu, et les vaccins fonctionnent.* » (Shahshahani, 2018)

A l'instar du Président, l'épouse du directeur de la communication de la maison blanche s'est également pourfendue en fausses informations, considérant que les vaccins, dangereux, empêchaient l'apparition de maladies bonnes pour la santé… C'est dans ce cadre qu'elle a ironiquement tweeté « *Venez respirer sur moi !* », plaidant le rôle protecteur de la rougeole contre le cancer… Si l'affirmation est grotesque au point de susciter un sourire, en réalité, la déformation dont il est question est dramatique. Il s'agit en effet du détournement d'une étude de la prestigieuse Mayo Clinic examinant l'action de virus rougeoleux génétiquement modifiés sur des cellules cancéreuses (Russell et al., 2014).

En outre, les autorités ont tardé à réagir face au constat de l'érosion de la couverture vaccinale. Différents « plans » ministériels, plus ou moins aboutis, ont tenté d'y répondre avant la mise en place de l'extension de l'obligation vaccinale. Selon la Cour des Comptes, c'est en 2012 seulement qu'a été lancé un programme national d'amélioration de la politique vaccinale, avec notamment pour objectif d'impliquer les agences régionales de santé (ARS). L'action des ARS est toutefois *« demeurée inégale, malgré la mise en place de « correspondants vaccination » dans chacune. La place de la vaccination dans les schémas régionaux de prévention apparaît très hétérogène, tant en termes de place de la vaccination dans la stratégie de santé publique affichée que de détermination de priorités en matière d'amélioration de la couverture vaccinale et de mobilisation des acteurs* ». (Cours des comptes, 2018)

A côté de cela, les moyens financiers alloués à cette thématique sont restés modestes : 25,8M€ en 2015, soit 9 % des crédits dévolus sur les fonds d'investissements régionaux aux actions de santé publique (Cours des comptes, 2018). Les autres départements ministériels (ministère de l'éducation nationale, notamment) n'ont pas été suffisamment porteurs sur ce sujet. La communication vaccinale lancée par le gouvernement et les agences centrales a pâti de quelques lacunes, notamment en niant tout effet secondaire à propos des vaccins, alors même qu'ils sont inévitables, comme pour tout produit de santé. Par ailleurs, on peut regretter qu'elle n'ait pas davantage pris en compte les représentations différentes de la vaccination en fonction des citoyens ou qu'elle ait été trop généralisante, englobant sous un même tout l'ensemble des vaccinations.

Le décalage entre les opinions et les pratiques concernant la vaccination peut être un des premiers facteurs de l'hésitation vaccinale. En effet, comment les médecins généralistes – et les acteurs de soins primaires confrontés tous les jours à la vaccination – peuvent-ils répondre pertinemment aux inquiétudes de leurs patients s'ils ne les comprennent pas ? Les deux ne visualisent pas la vaccination et ses intrications avec le même filtre. C'est ce qu'il ressort d'une étude lyonnaise incluant 30 médecins généralistes et 30 patients. Si les deux partagent certaines des représentations de la vaccination, il existe des divergences autour de thématiques importantes. La vaccination apparait bien comme un soin, réalisé principalement par le médecin, avec des objectifs préventifs. La teneur politique de ce geste est également perçue (la vaccination faisant suite à l'orientation des politiques de santé). De même, patients et médecins s'accordent sur les intérêts économiques, traduisant une méfiance partagée envers l'industrie pharmaceutique. Les représentations diffèrent pourtant sur deux points essentiels : le rapport bénéfice-risque et la notion d'enjeux collectifs. Concernant le rapport bénéfice-risque, les médecins mettent plus en avant l'innocuité de la vaccination. De même, ils accordent moins de crédit aux controverses. La crainte des effets secondaires représente un point important, car elle est décrite de la même façon chez les parents vaccinant peu leurs enfants que chez ceux les faisant complètement vacciner. Cette peur se majore pour les nouveaux vaccins, contrairement aux anciens, mieux acceptés. Autre point important à souligner : l'aspect collectif de la vaccination est bien plus ancré dans l'esprit des médecins que dans celui des patients. Les premiers évoquent un « *geste solidaire* » tandis que les patients attendraient des recommandations plus ciblées et individualisées. Ils regrettent le caractère systématique de la vaccination et le manque de liberté dans le choix de se faire vacciner ou non. Cette étude est intéressante à plusieurs égards. Elle s'est déroulée dans une zone géographique limitée à un bassin de vie, avec une population de patients qui ont choisi leur médecin traitant et dont ils sont les patients habituels. Pourtant, des différences notables apparaissent dans leurs représentations sociales face à la vaccination. Dès lors, nous pouvons extrapoler ces divergences à d'autres populations. Les médecins n'ont pas les mêmes représentations sociales que leurs patients et on peut très justement supposer qu'en interrogeant des responsables politiques en charge de la santé, ces représentations seraient encore différentes. Cette étude appuie donc sur une première problématique : la communication vaccinale, telle qu'elle est réalisée aujourd'hui, ne répond pas aux attentes implicites des patients et des sujets concernés par la vaccination. Dès lors, il est normal que l'hésitation vaccinale tarde à reculer. Actuellement, les communications réalisées au niveau central mettent essentiellement l'accent sur les risques liés aux maladies à prévention vaccinale. Les justes risques liés aux vaccins sont passés sous silence, probablement parce que cette communication est difficile à appréhender. Elle doit être menée avec prudence afin de répondre aux angoisses légitimes sans alimenter de débats stériles avec des mouvements prônant la dangerosité des vaccins. L'effet indésirable et le risque doivent être définis et explicités sans chercher à annihiler le doute (Karafillakis et al., 2017). Bien que cette stratégie soit soutenue par le Directeur Général de la Santé, Jérôme Salomon, elle peine à s'imposer (Ministère de la santé, 2018).

La généralisation du débat sur la vaccination est également un des points de cristallisation de l'hésitation vaccinale. L'absence d'individualisation nuit au débat, gèle les initiatives et apparait peu pertinente, empêchant d'entrer dans le vif du sujet. Aussi, plutôt que de parler de vaccination, aborder le problème vaccin par vaccin est une bonne alternative, qui, du reste, commence à être utilisée par la communication institutionnelle. Tous ne présentent pas en effet les mêmes caractéristiques et ne suscitent pas les mêmes peurs. C'est ce que nous avons vu avec les vaccins les plus récents (HPV, vaccin contre la grippe modifié chaque année), c'est également le cas pour des vaccins spécifiques (hépatite B par exemple) ayant fait l'objet de polémiques. Le vaccin HPV cumule une relative nouveauté et une particularité tenant au fait qu'il concerne les jeunes gens et la prévention d'infections sexuellement transmissibles. Ainsi, certains vaccins demeurent les grands mal-aimés tandis que d'autres sont mieux acceptés, comme le vaccin DTP. C'est en tout cas ce que l'on peut constater sur ces données issues du baromètre santé 2016, où 14875 personnes ont donné leur avis.

Une approche sociologique affinée permettrait également de mieux cibler le débat et la communication. Il n'existe pas de profil type de l'hésitant, car ce profil varie en fonction du vaccin. En revanche, on retrouve des caractéristiques socio-démographiques similaires à celles observées pour les adhérents au conspirationnisme : l'âge, le niveau de diplôme et le fait d'être plus ou moins socialement favorisé influent. En ce qui concerne les profils défavorables à la vaccination contre l'hépatite B et contre HPV, il s'agirait surtout de femmes, de catégories socio-professionnelles élevées, d'un âge compris entre 45 et 54 ans. L'adhésion serait plus importante chez les jeunes de 18 à 24 ans (Santé Publique France, 2017).

Ainsi, l'hésitation vaccinale ne peut être appréhendée comme un phénomène figé, fixe, car elle varie en fonction du temps et du lieu. Elle est dynamique et complexe : obligation vaccinale et atteinte à la liberté, obligation non assortie de sanction, effet d'aubaine pour les firmes pharmaceutiques, récupération politique du débat… Ces problématiques ne peuvent se contenter d'une stratégie univoque. La généralisation doit s'effacer au profit de stratégies ciblées sur les vaccins et sur les populations les plus méfiantes.

3) Nouveaux médias

Depuis quelques années, une véritable mutation du marché de l'information est en cours. Les médias classiques (presse écrite, radio, télévision) sont de plus en plus supplantés par les réseaux sociaux. Facebook, Twitter ou autres blogs personnels sont un moyen redoutable pour n'importe qui de partager une information qui devient disponible quelques secondes plus tard aux milliards d'utilisateurs du net. Il n'existe plus aucun filtre ni aucune garantie de la fiabilité ou de la véracité de l'information, ce qui renforce la possibilité de divulgation d'informations biaisées ou erronées. Selon le sociologue Jocelyn Raude, il n'existe plus les « *garde-fous* » représentés par les journalistes scientifiques ou de santé du fait de la « *concurrence exacerbée entre les médias et les messages qu'ils transmettent* ». Le fonctionnement de ces nouveaux médias, en particulier leur mode de rémunération, explique également le relais d'informations défavorables à la vaccination. La plupart sont en effet rémunérés grâce à l'application de bandeaux publicitaires et donc sur la base du nombre de clics reçus. Or, plus le titre est d'allure sensationnaliste, plus il suscite la curiosité, plus vite l'individu sera tenté de cliquer pour en savoir plus. Un nombre croissant et diversifié d'interlocuteurs peuvent s'exprimer sur des sujets complexes qu'ils ne maitrisent pas forcément. Cela a son importance puisque des études ont montré que l'exposition à des théories antivaccinales avait un impact considérable sur l'intention de vacciner (Zimmerman et al., 2005). La renommée médiatique des intervenants peut être telle que l'information semble de qualité bien qu'il n'en soit rien. C'est notamment le cas lorsque ces intervenants sont des personnalités issues de la culture populaire et suivies par des milliers de followers. La combinaison des deux phénomènes précédemment décrits, crise de confiance et nouveaux médias, aboutit à l'éclosion des fake-news.

Ces fausses-nouvelles, de même que le terme post-vérité (élu mot de l'année par le dictionnaire Oxford en 2016) sont apparus dans le langage courant à la suite de la montée en puissance des réseaux sociaux en tant que source d'information. D'après une étude de trois chercheurs du Massachusetts Institute of Technology, publiée dans la prestigieuse revue *Science*, une fake news se propagerait six fois plus rapidement qu'une information classique. Elle serait également sept fois plus partagée par les plus de 65 ans que par les jeunes ! En marketing on parle de « *propagation virale* » pour désigner la diffusion aussi rapide des informations. Une expression qui semble bien à propos ...

Le phénomène de la désinformation n'est pourtant pas nouveau, les contenus fallacieux diffusés sous forme de propagande, rumeurs ou canulars étaient déjà dans le viseur des analystes des médias. C'était aussi, bien avant cela, au XIXème, le moyen le plus usité pour véhiculer les opinions des antivaccins et convaincre, comme le montre cet extrait d'un texte de Kluyskens daté de 1804 :

« *Placards, billets distribués à la main, les vers et la prose sous tous les formes, ont été mis en jeu ; tandis que la raison sans passions et le froid raisonnement ont été mis de côté, pour arrêter les progrès d'une opération des plus fatales et des plus dévastatrices, si l'on en croit ses antagonistes, et qui n'offre aucune sécurité, porte chez ses victimes le germe des maladies les plus fâcheuses et les plus horribles par leurs symptômes.* » (Kluyskens, 1804)

4) Conspirationnisme

En février 2019, la fondation Jean Jaurès a publié une étude sur l'adhésion des français aux théories complotistes. Cette enquête inédite, conduite en partenariat avec l'Ifop sous l'égide de Rudy Reichstadt, membre de l'Observatoire des radicalités politiques de la Fondation Jean-Jaurès et directeur de Conspiracy Watch, est riche en enseignements. Une première enquête a été menée un an auparavant, en décembre 2017, avec pour objectif d'estimer la pénétration du complotisme dans notre société. Elle a également affiné le profil des adhérents à des théories du complot. Réalisée par questionnaire auto-administré en ligne, cette étude a soumis plusieurs grandes théories du complot en circulation dans l'espace public à un échantillon représentatif de la population française. Une dizaine d'énoncés complotistes ont ainsi été testés, concernant les vaccins mais aussi l'apparition du sida, les origines de l'État islamique, le rôle des sociétés secrètes dans l'histoire, le « nouvel ordre mondial[53] », les « chemtrails[54] », l'utilisation d'armes climatiques secrètes, l'assassinat du président John F. Kennedy, la Terre plate ou bien, encore, le premier pas de l'homme sur la Lune. L'analyse des résultats a permis la mise en évidence de l'existence d'un courant d'opinion complotiste tangible et non marginal au sein de la société française.

La seconde enquête, également réalisée par questionnaire auto-administré en ligne, du 21 au 23 décembre 2018, a été menée auprès d'un échantillon de 1 506 personnes, âgées de 18 ans et plus. Cette population d'étude a été complétée par un échantillon de 254 personnes de moins de 35 ans, pour un total de 1 760 personnes interrogées. Par rapport à la précédente étude, trois énoncés complotistes ont été conservés, afin, notamment, de les utiliser comme des « questions de contrôle » :

- « Les Américains ne sont jamais allés sur la Lune et la NASA a fabriqué des fausses preuves et de fausses images de l'atterrissage de la mission Apollo sur la Lune » ;
- « Certaines traînées blanches créées par le passage des avions dans le ciel sont composées de produits

[53] L'expression, parfois abrégée par NOM, est utilisée par les conspirationnistes pour désigner un prétendu plan secret de domination du monde par des individus variés tels que les Illuminati, les francs-maçons, les Juifs, Satan ou les extra-terrestres reptiliens. *(Non, non, ce n'est pas une blague…)*

[54] Le site des conspirationnistes Chemtrails-france.com en donne la définition suivante : « *Projet secret des gouvernements des pays industrialisés financé illégalement avec vos impôts et consistant à épandre des produits chimiques en général à haute et moyenne altitude à l'aide d'avions vraisemblablement en majorité militaires pour une raison cachée du public.* »

chimiques délibérément répandus pour des raisons tenues secrètes » ;

- « Le ministère de la Santé est de mèche avec l'industrie pharmaceutique pour cacher au grand public la réalité sur la nocivité des vaccins ».

Les vaccins se positionnent parmi les théories complotistes les plus communes. Le rapport de l'étude mentionne : « *Six des dix théories du complot proposées étaient connues de la moitié ou plus des répondants avant l'enquête : celles sur la mort de la princesse de Galles (connue de huit Français sur dix), les attentats du 11-Septembre, l'opération Apollo XI (le premier pas de l'homme sur la Lune), les vaccins, les « Illuminati » ou encore l'existence d'un « complot sioniste à l'échelle mondiale* ».

Par ailleurs, la théorie du complot concernant les vaccins se positionne en tête de file en ce qui concerne l'adhésion des français, avec 43 % des sondés qui se disent « d'accord » (tout à fait d'accord ou plutôt d'accord). Elle appartient ainsi aux six théories qui remportent l'approbation de plus d'un français sur cinq, avec la mort de Lady Diana, les « Illuminati », l'immigration de « remplacement », les « signes de complot » et l'existence d'un « complot sioniste à l'échelle mondiale ». L'échelle de Bruder, utilisée en psychologie pour définir une « mentalité conspirationniste », a été utilisée dans l'analyse pour affiner les résultats. Elle consiste en un questionnaire composé de cinq énoncés, pour lesquels le répondant doit se situer entre cinq niveaux d'adhésion allant de « pas du tout d'accord » à « tout à fait d'accord » :

- « *Beaucoup de choses très importantes se produisent dans le monde dont le grand public n'est pas informé* » ;

- « *Les politiciens ne nous disent généralement pas ce qui motive réellement leurs décisions* » ;

- « *Les agences gouvernementales surveillent étroitement les citoyens* » ;

- « *Des événements qui, en apparence, ne semblent pas avoir de lien sont souvent le résultat d'activités secrètes* » ;
- « *Il existe des organisations secrètes qui influencent considérablement les décisions politiques* ».

Au total, 38 % des personnes interrogées (soit presque deux Français sur cinq, tout de même), se sont déclarées « d'accord » avec l'ensemble de ces affirmations. Les tenants d'une « *mentalité conspirationniste* » sont systématiquement surreprésentés chez ceux qui sont d'accord avec l'une des dix théories du complot proposées dans la batterie centrale, notamment concernant les vaccins. En effet, 66 % des tenants de cette mentalité conspirationniste y adhèrent, contre 43 % en moyenne pour le reste des sondés.

Un autre point important à souligner réside dans l'adhésion spontanée très forte à la théorie du complot de l'industrie pharmaceutique et de l'Etat avec les vaccins. Ainsi, même parmi ceux qui n'avaient jamais entendu parler de la thèse d'un vaste mensonge politico-industriel sur les vaccins, 21 % des sondés y adhèrent. Pour comparaison, ce n'est le cas que de 6 % de ceux qui n'avaient jamais entendu parler de la théorie du complot concernant le premier pas de l'homme sur la Lune.

Le public le plus concerné par l'adhésion à ces théories est caractérisé par :

- L'âge : les moins de 35 ans,
- Le niveau de diplôme : les moins diplômés,
- et les catégories sociales : les plus défavorisées.

Les seniors, les diplômés de l'enseignement supérieur et les catégories aisées demeurent les moins perméables aux théories du complot. Il s'avère que ceux qui pensent ne pas avoir réussi leur vie sont significativement surreprésentés chez les sondés qui déclarent être d'accord avec cinq théories du complot ou plus. D'autres caractéristiques ont également été retrouvées, telles que la moindre confiance dans les institutions (justice, médias, école) mais aussi la croyance dans les perceptions extralucides.

A l'extrême, certains groupes opposés aux vaccins se rapprochent des stratégies d'emprise mentale caractéristiques des sectes. La miviludes surveille quelques-uns de ces groupes qui fleurissent sur internet. Les domaines de la santé, et du bien-être en général, sont particulièrement sujets à l'évolution du phénomène sectaire. Près de 2500 signalements sont réalisés en France par an dont la moitié concerne la santé. En effet, les publics cibles sont le plus souvent vulnérables et fragiles, ce qui facilite le phénomène d'emprise mentale. Car l'objectif est in fine d'ôter les capacités de discernement du sujet, lui proposer du « *prêt à penser, prêt à dire et prêt à faire* ». Une succession d'étapes renforcent ce processus : séduction, déconstruction, reconstruction, et auto-renforcement. L'inquiétude est le préalable idéal afin de pouvoir séduire par la suite en offrant un accès à de fausses connaissances présentées comme des vérités, sinon comme « la » vérité. Pour servir ces arguments, les sites internet constituent l'outil privilégié. Ainsi, sont utilisés larga manu des chiffres chocs, des visuels marquants, les sentiments, l'émotion, l'instrumentalisation de la médecine et de la science afin de divulguer des fausses nouvelles (fake-news). En général, outre la teneur conspirationniste, le principal argument utilisé est le refus d'agir contre les lois de la nature des courants politiques extrêmes (écologistes virulents, écoles alternatives). On se rapproche ici des idées de sélection naturelle où les lois de la nature ne doivent pas être chamboulées par la vaccination. Le corps doit se défendre par lui-même.

5) Vaccination, prévention et précaution

La vaccination est un geste préventif. Par cette nature, elle partage les maux de la prévention : mauvaise réputation tant chez les médecins que chez les patients, sentiment que cet aspect est négligeable par rapport aux soins curatifs, barbant, inutile…

Patrick Peretti-Watel et Jean-Paul Moatti ont individualisé des paradoxes d'ordre moral, qui naissent des tiraillements entre l'évidence d'un principe général (réduire les risques de situations dommageables pour la santé) et ses conditions d'exercices (domaines de la politique publique, économie, gestion des comportements…). Certains de ces paradoxes peuvent nourrir l'ambiguïté quant à la décision de se faire vacciner.

Les risques qui assiègent les cibles de la prévention sont de plus en plus nombreux, mais avec des seuils de plus en plus faibles. Cet abaissement des seuils est en partie lié au principe de précaution et aux stratégies préventives qui choisissent un durcissement des recommandations. Entre le choix de cibler une fraction de la population exposée à un risque grave ou viser un risque bénin qui concerne l'ensemble de la population, la prévention actuelle privilégie la seconde option. Ces fondements reposent sur la théorie de la continuité entre différents niveaux d'intensité d'une conduite donnée et en particulier entre les comportements moyens et les abus pathologiques. La loi de Ledermann, par exemple, explique qu'il faut infléchir la moyenne pour réduire les excès. Cela conduit à mettre les recommandations vaccinales sur le même pied d'égalité que la longue liste de recommandations visant à améliorer sa santé. Il en résulte un effet de trop plein sur le sujet (Peretti-Watel & Moatti, 2009).

Le stress socio-économique des personnes ayant des conditions de travail ou de logement éprouvantes ou une situation matérielle précaire est tel que la préoccupation pour la santé et les risques hypothétiques la concernant ne sont pas prioritaires. En effet, la vaccination ne prévient jamais que d'une probabilité de contracter une maladie, elle-même soumise à la probabilité de se compliquer ou d'évoluer défavorablement. Ce risque apparait donc lointain et négligeable face aux inquiétudes matérielles qui relèvent de l'immédiateté. La probabilité de ne pas pouvoir dormir au chaud ou de ne pas manger à sa faim est beaucoup plus perceptible lorsqu'on est démuni !

Enfin, le premier objectif de la prévention est censé reposer sur le « self empowerment », c'est-à-dire la restauration de l'autonomie des individus, leur capacité de décision et de maîtrise de soi, ainsi que leur confiance dans l'exercice de leurs capacités. C'est dans ce sens qu'évolue la pratique médicale et la démocratie sanitaire s'en veut l'exemple. Or, l'obligation vaccinale va à l'encontre de ce principe, créant là un paradoxe (Peretti-Watel & Moatti, 2009).

Le principe de précaution est par ailleurs de plus en plus largement appliqué et explique en partie la réduction des seuils considérés comme à risque pour la santé. Pourtant, il est difficile à appliquer dans ce domaine. En réalité, il est né en Allemagne, en 1970, lors de l'élaboration de la législation sur la pollution atmosphérique. Il relève donc à son origine de la protection de l'environnement, et non de la santé. Il est inscrit dans le traité de Maastricht de 1992 - article 191 du *Traité sur le fonctionnement de l'Union européenne* – et, en France, dans la loi du 2 février 1995, dite loi Barnier, relative au « renforcement de la protection de l'environnement ». Il n'a pas de définition claire et peut, ainsi, être soumis à différentes conceptions. En revanche, il existe un dénominateur commun à ces approches : il s'agit d'éviter de causer des dommages dans un contexte d'incertitude scientifique. La variable clé résulte en la considération de l'incertitude scientifique pouvant donner lieu à la mise en place d'actions contre le risque hypothétique, même si d'autres facteurs ont également leur importance, tels que la gravité potentielle du risque encouru, l'ampleur des enjeux, les coûts potentiels de l'action (ou de l'inaction). En 2000, la Commission Européenne élargit explicitement le principe de précaution au domaine de la santé :

« *L'invocation ou non du principe de précaution est une décision prise lorsque les informations scientifiques sont incomplètes, peu concluantes ou incertaines et lorsque des indices donnent à penser que les effets possibles sur l'environnement ou la santé humaine, animale ou végétale pourraient être dangereux et incompatibles avec le niveau de protection choisi.* »

Des cas de jurisprudence ont également appuyé cet élargissement. Ainsi, dans un arrêt concernant la transmission de la maladie de Creutzfeldt-Jacob (la « vache folle ») à l'homme, la Cour de justice de l'Union européenne a clairement indiqué que le principe de précaution s'applique également à la protection de la santé des personnes[55]. De la même façon, elle a mentionné dans des arrêts concernant le transfert de résistance aux antibiotiques de l'animal à l'homme et l'autorisation de médicaments à usage humain, que les autorités publiques se devaient d'adopter des mesures de précaution[56]. Deux visions s'affrontent quant à ce principe, entre, d'une part, un moyen de protéger contre des dangers complexes, et, d'autre part, un principe inutile et possiblement néfaste et contraire au progrès. Les arguments sous-tendant ce second point de vue reposent sur :

- La généralisation théorique à tous les domaines, étant donné que la vie n'est qu'incertitude et la certitude scientifique absolue, un leurre ;

- La moindre efficacité et présence de l'Europe sur la scène du commerce mondial, par les difficultés de coopération internationale sur les questions réglementaires ;

- La privation de produits innovants et issus du progrès scientifique.

Ce dernier point est important, car il nous amène à notre sujet : les vaccins. En octobre 1998, l'application du principe de précaution (en tout cas, ce qui sera interprété comme tel) nuit à

---

55 Arrêts du 5 mai 1998 relatifs à l'affaire C-157/96 (Queen c. Ministry of Agriculture, points 63-64) et C- 180/96 (Royaume-Uni c. Commission, points 99-100).

56 Arrêts du 11 septembre 2002 relatifs aux affaires T-13/99 (Pfizer, point 444) et T-70/99 (Alpharma, (point 355).

la vaccination contre l'hépatite B. En pleine situation de controverses et d'inquiétude, Bernard Kouchner reçoit les résultats de deux études commandées par l'Agence du médicament, qui ne concluent ni à l'existence d'un lien de causalité, ni à son absence. Malgré cela, il prend la décision d'interrompre la vaccination dans les collèges. Cette suspension est directement interprétée comme l'application d'un principe de précaution : on suspend ce vaccin car il persiste des doutes quant à son innocuité. En fait, la raison est ailleurs : la création d'une interférence problématique entre le médecin scolaire et le pédiatre de l'enfant. Il en résulte l'émission d'un message incohérent et difficilement compréhensible pour la population, que dénonce l'OMS : la vaccination est stoppée dans les collèges mais elle continue à être officiellement recommandée.

Ainsi, l'application du principe de précaution se heurte à plusieurs écueils, tels que l'évaluation du danger, avec la nécessité de positionner le curseur entre faux positifs et faux négatifs. On assiste à un renversement de la charge de la preuve. Habituellement, elle revient à « l'accusateur » et, lorsque le doute s'avère être l'issue de la recherche, on parie sur le caractère globalement positif de cette incertitude. Le principe de précaution va à l'encontre de ce principe : c'est à celui qui développe un certain produit de prouver qu'il ne comporte pas de menace pour la santé. Or, cela apparait comme impossible, étant donné qu'on ne peut fournir de preuve de l'absence d'un risque. En effet, le risque est, par définition, un concept abstrait combinant la probabilité de survenue d'un événement indésirable (dont la valeur se chiffre entre 0 et 1 mais ne peut être égale à 0 ni bien sûr à 1, sinon ce n'est plus un risque mais une certitude) et la gravité potentielle de cet évènement. A ce propos, le rapport du Parlement Européen sur le principe de précaution indique que

« *De nombreux auteurs soulignent que les études scientifiques sont conçues afin de minimiser les faux négatifs, et non tant les faux positifs, pour la simple raison que la science nécessite des bases solides sur lesquelles construire des connaissances. Plusieurs auteurs en déduisent que, dans le domaine de l'environnement et de la santé, cela signifie que les chances de pencher en faveur de l'environnement ou de la santé sont maintenues à un niveau délibérément faible. Par ailleurs, la méthode généralement utilisée pour déterminer si les données observées sont "significatives sur le plan statistique", qui est critiquée pour ses faiblesses, ne permet pas toujours d'atteindre des conclusions en temps utile.* ».

Chapitre 7
Production et commercialisation des vaccins

Après s'être intéressé aux dimensions émotionnelles, cognitives, sociétales et politiques du refus vaccinal, quelques faits concrets méritent d'être éclairés. Ce sera l'objet de ce dernier chapitre, qui vise à appréhender objectivement et pragmatiquement les principaux points faisant tiquer les « antivaccins » à propos des enjeux industriels et économiques. La composition des vaccins et notamment la présence d'adjuvants est une thématique qui revient fréquemment sur les réseaux sociaux. Quid de la présence d'aluminium ou de mercure ? Est-ce dangereux pour la santé ? Comment et par qui sont contrôlées les firmes ? Quel est le retentissement économique des vaccins ? Autant de questions dont les réponses nécessitent réflexion et prise de recul, en mettant de côté émotions, perceptions et impressions. Je propose ici d'analyser avec une froide rigueur les faits et les données à notre disposition.

1) Composition des vaccins

Pour commencer, les vaccins contiennent des antigènes, afin de faire réagir l'immunité. Ces antigènes sont de nature différente et déterminent quatre grandes catégories de vaccins « classiques » et les nouveaux vaccins à acide nucléique. On compte donc en tout cinq classes :

- Les vaccins vivants atténués (VVA) ;
- Les vaccins sous-unitaires (VSU) ;
- Les vaccins inactivés (VI) ;
- Les anatoxines (ATox) ;
- Les vaccins à acide nucléique (ARNm ou ADN).

Ils possèdent des profils de sécurité différents.

1.1) Vaccins vivants atténués

L'agent pathogène contre lequel on attend une réponse immunitaire est toujours vivant mais sa pathogénicité est amoindrie. Le but est de provoquer cette réaction immunitaire sans développer les symptômes chez le vacciné, ou du moins de manière moins importante (infection à bas bruit). On peut citer comme exemples dans le calendrier vaccinal français le BCG (vaccin antituberculeux) ou le vaccin antirougeoleux.

Ils sont généralement très efficaces et déclenchent une excellente réponse immunitaire. En effet, du fait de l'intégralité du pathogène injecté, la stimulation du système immunitaire est continuelle, ce qui permet la production de cellules mémoire. La réponse à médiation cellulaire est possible car même atténués, les micro-organismes sont tout de même capables de se répliquer dans l'organisme de l'hôte (dans ses cellules).

Le principal risque des VVA provient du fait qu'ils peuvent retomber dans une forme pathogène et provoquer la maladie contre laquelle la personne s'est fait vacciner. Ce sont heureusement des situations rarissimes, mais particulièrement graves, comme dans le cas du vaccin antipoliomyélitique. Des poliomyélites paralytiques associées au vaccin ont ainsi été décrites. Le risque est supérieur chez les personnes immunodéprimées, et, même s'il n'existe pas de preuve de contamination fœtale après vaccination d'une femme enceinte, le vaccin n'est pas administré pendant la grossesse. Ils sont considérés comme à plus fort risque d'instabilité et nécessitent une sécurité renforcée (reconstitution prudente car ils sont livrés sous forme lyophilisée, vigilance quant au respect de la chaîne du froid, etc).

1.2) Vaccins sous-unitaires

Ils sont réalisés avec un extrait du micro-organisme, tel qu'une protéine de la capside par exemple. En réalité, il en existe trois types :

- Les vaccins sous-unitaires à base de protéines : ils contiennent une protéine spécifique isolée de l'agent pathogène, comme pour les vaccins anticoquelucheux acellulaires ou antihépatite B.

- Les vaccins polysaccharidiques : ils déclenchent une réponse immunitaire contre les molécules présentes dans la capsule de l'agent pathogène. Ces dernières, de petite taille, ont souvent une immunogénicité moindre et sont donc plus sujet à l'inefficacité chez les jeunes enfants. De la même manière, ils nécessiteront plus souvent des rappels du fait d'une protection de courte durée. L'exemple typique est celui des vaccins anti-pneumocoques et anti-méningocoques.

- Les vaccins sous-unitaires conjugués : comme les précédents, ils font réagir le système immunitaire contre une molécule de la capside. Cependant, ils sont « conjugués » à une protéine porteuse capable d'induire une réponse protectrice à long terme même chez les nourrissons.

1.3) Vaccins inactivés

Le micro organisme visé a été inactivé, il n'est plus en mesure de provoquer d'infection mais peut déclencher une réponse immunitaire. C'est le cas du vaccin anticoquelucheux à germes entiers et du vaccin antipoliomyélitique injectable (VPI) utilisé en France (distinct du vaccin oral, ou VPO, administré per os). Le risque au niveau immunitaire est que ces micro-organismes passent inaperçus et ne provoquent pas de réponse ou une réaction de très courte durée, non suffisante pour acquérir une protection contre le germe en question. C'est pourquoi des rappels vaccinaux sont très fréquemment requis. De la même façon, afin d'attirer l'attention des cellules immunitaires, on pourra ajouter des adjuvants, qui jouent le rôle « d'alarme » pour les alerter.

1.4) Anatoxines

Elles sont dérivées des toxines libérées par une bactérie. Dans ce cas, l'antigène utilisé n'est pas le micro-organisme lui-même, ni même une partie, mais cette toxine qui a été inactivée de manière à ne plus déclencher la pathologie. Pour renforcer la réponse immunitaire, elle est souvent associée avec des adjuvants. Même s'il s'agit d'un produit bactérien direct responsable des symptômes (rappelons que c'est la toxine du tétanos qui les induit, non le germe en lui-même), il n'y a pas de risque d'infection. Ce type de vaccin est relativement sécuritaire et stable.

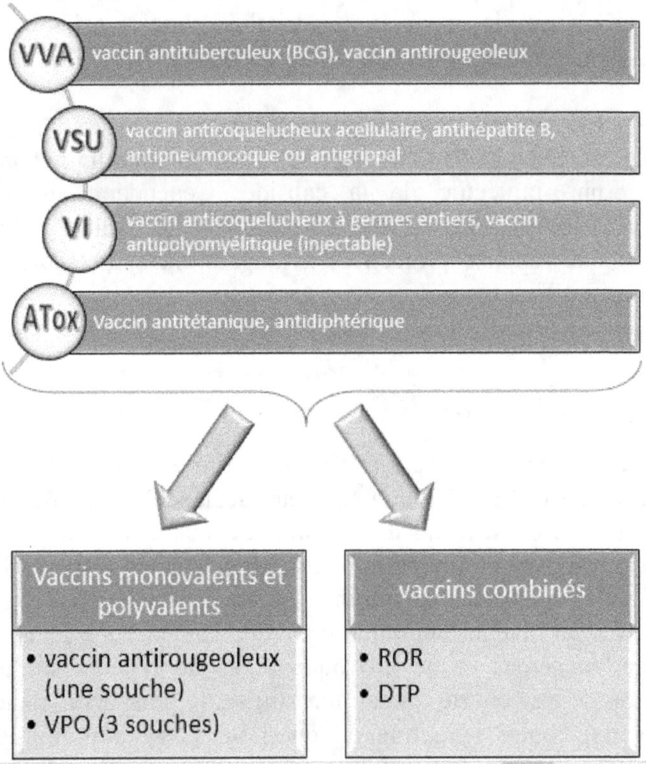

Figure 2 : Les différents types de vaccins "classiques"

Les autres composants, adjuvants, stabilisants, antibiotiques et conservateurs, sont synthétisés dans le schéma ci-après (Figure 3).

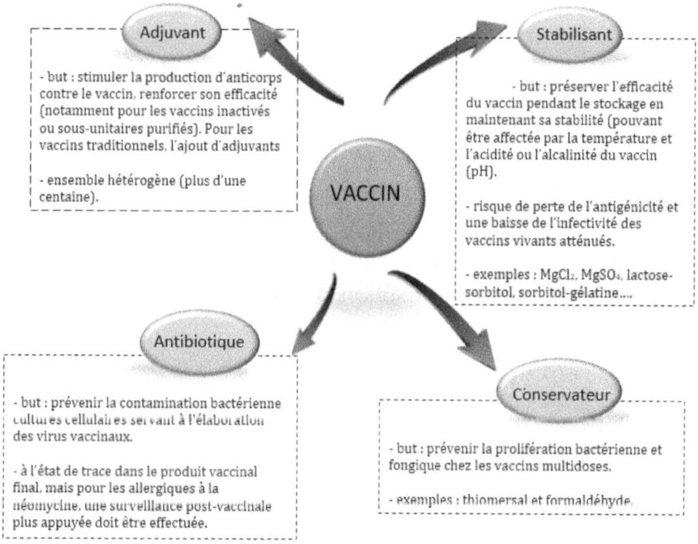

Figure 3 : La composition des vaccins

1.5) Vaccins à acide nucléique – cas de certains vaccins anti-covid

L'antigène d'intérêt est ici la protéine S. Dans le premier chapitre, nous avons surtout parlé des nouvelles technologies de fabrication des vaccins anticovid utilisant le génie génétique. Ce sont ceux ayant gagné la course et arrivés en premier sur le marché français. Ce nouveau mode d'élaboration consiste en l'utilisation d'acide nucléique seul, nu, codant pour la protéine S (pour les vaccins Moderna et Pfizer). L'autre possibilité consiste à insérer cette même séquence codante pour Spike au sein du génome d'un virus « partenaire », qui ne provoque pas de maladie mais peut se développer dans nos cellules et les faire fabriquer l'antigène (protéine S). Dans cette seconde option, l'idée est de se rapprocher des vaccins vivants atténués, qui, nous l'avons vu, induisent de meilleures réponses de notre immunité. A la différence des VVA, au lieu de passer par un coronavirus atténué, on utilise un autre virus utilisé comme vecteur (adénovirus), qui est chargé d'amener le matériel génétique nécessaire aux cellules de notre corps pour fabriquer la protéine S.

Même s'ils n'ont pas remporté la course de vitesse, certains vaccins anticovid reposent sur des techniques plus classiques telles qu'abordées dans les paragraphes précédents, notamment les formes sous-unitaires à base de protéines. C'est le cas des vaccins développés par Sanofi et par Novavax. Comme les autres VSU, ils nécessitent l'utilisation d'adjuvants pour améliorer la réponse immunitaire.

2) Adjuvants et dangerosité présumée

Plus que la nature de l'antigène, qui peut pourtant influencer le risque de développer une réaction indésirable, c'est sur la nature de certains autres composants que se focalisent les craintes. Ainsi, si le grand public ignore ces notions de typologie vaccinale – et, par exemple, de risque plus élevé d'effet indésirable avec un vaccin vivant –il est bien souvent inquiet à propos des adjuvants. Aluminium, formaldéhyde, thiomersal ... Les adjuvants des vaccins demeurent les grands mal-aimés. Et pourtant, leur nom vient du latin adjuvare : aider, soutenir, seconder !

2.1) Sels d'aluminium

Dominique Dupagne, médecin généraliste et chroniqueur sur la radio France Inter, compare les adjuvants à des voitures en feu[57] : « *ils sont là pour dire à notre système immunitaire : « Fais gaffe,*

[57] Emission *La Tête au carré*, France Inter, 8 décembre 2016.

ce gars-là est méchant ! » On met des bagnoles en feu à côté du type, on met sa signature dessus pour dire : ' Regarde, il y a un truc qui se passe ici qui n'est pas vraiment normal '. Et en effet, quand on fait ça, le type va en cabane, on prend sa signature, et la prochaine fois qu'on le trouve, on le mettra en cabane directement. »

Principalement utilisés avec des vaccins contenant des virus inactivés ou des vaccins sous-unitaires très purifiés, les adjuvants permettent une meilleure reconnaissance des antigènes par les cellules phagocytaires. Les sels d'aluminium adhèrent aux antigènes vaccinaux et vont former des agrégats au niveau du site d'injection, favorisant le développement d'une réaction inflammatoire, où de nombreuses cellules de l'immunité vont être recrutées et pouvoir réagir. Le problème est que l'aluminium va demeurer, chez certaines personnes, au site d'injection, réalisant ce qu'on appelle un « tatouage vaccinal ». Ce dernier a reçu le nom plus sophistiqué de « myofasciite à macrophages » par l'équipe d'anatomo-pathologie de l'hôpital Henri Mondor. Si le nom semble effrayant, il s'agit, a priori, d'une description purement histologique. Il existe un lien avéré entre les résidus de sels d'aluminium et l'observation anatomo-pathologique d'une myofasciite à macrophages au site d'injection, mais pour le moment les conclusions s'arrêtent ici. Le Comité consultatif mondial de la sécurité vaccinale (GACVS) de l'Organisation Mondiale de la Santé, après réexamen de toutes les données disponibles, a « *conclu que rien ne laisse présumer qu'il en résulterait une affection ou une maladie clinique.* » (OMS, s. d.)

Le Professeur Romain Gherardi et son équipe explorent une piste de corrélation entre cette lésion anatomopathologique et le syndrome de fatigue chronique. Celui-ci consiste en une série de symptômes : « *un état de fatigue persistant extrêmement intense, apparaissant soudainement chez une personne jusque-là en bonne santé et non dépressive, sans que l'on puisse trouver de cause particulière. D'autres symptômes peuvent être présents, tels que des douleurs des articulations ou des muscles, des maux de tête ou de gorge, des troubles de la mémoire... Ce syndrome a reçu une multitude d'appellations à travers le temps :*

neurasthénie, syndrome de fatigue post-virale, mononucléose chronique, maladie des yuppies, syndrome du lac Tahoe ou encore encéphalomyélite myalgique » (Orphanet, s. d.). En l'état actuel de la science, le lien entre myofasciite à macrophages et syndrome de fatigue chronique ne peut être définitivement nié, mais il n'a pas été prouvé.

2.2) Thiomersal

Ce composé contenant du mercure est utilisé depuis de nombreuses années comme conservateur dans les vaccins, afin de prévenir toute prolifération bactérienne et fongique, notamment lors de l'utilisation de flacons multidoses ouverts. Il a également été employé dans la fabrication de vaccins pour inactiver certains micro-organismes et toxines et pour maintenir une chaîne de fabrication stérile.

Tous les mercures se valent-ils ?

Les risques liés au mercure sont bien connus. Le principal danger du méthyl-mercure est sa capacité à s'accumuler dans l'organisme et à y persister longtemps. C'est une neurotoxine responsable d'une atteinte du système nerveux central chez l'adulte et chez l'enfant. En cas d'absorption chez la femme enceinte, elle peut être responsable d'une embryopathie au méthyl-mercure, avec microcéphalie, paraparésie spastique ou infirmité motrice cérébrale. Cela signifie que l'enfant à naître risque d'avoir un développement insuffisant de sa boite crânienne – une petite tête avec un périmètre crânien congru – potentiellement pourvoyeur de convulsions, handicaps physiques (paralysies plus ou moins étendues et conséquentes) et de troubles de l'apprentissage. L'exposition à ce composé naturel et ses effets toxiques chez l'homme ont été bien étudiés[58]. Comme la plupart des êtres humains sont exposés au mercure sous une forme ou sous une autre, l'OMS et certaines autorités nationales de réglementation ont défini des seuils en deçà desquels il n'y a pas de danger manifeste. Les valeurs sont essentiellement le reflet de l'exposition au méthyl-mercure (de formule brute CH3Hg). D'ailleurs, l'ANSES (Agence nationale de sécurité sanitaire de l'alimentation, de l'environnement et du travail) rappelle que la consommation de poisson constitue la principale source d'exposition alimentaire de l'homme au méthyl-mercure (ANSES, 2016). Le thiomersal contient une forme de mercure différente à savoir de l'éthyl-mercure (de formule brute : C2-H5-Hg) qui ne s'accumule pas et qui est métabolisé et éliminé de l'organisme beaucoup plus rapidement que son proche parent le méthyl-mercure. Bien que de dénomination proche - un petit « m » en plus sur le plan orthographique, une lésion carbone sur le plan chimique - les deux n'ont rien à voir, en particulier concernant leurs effets sur l'organisme. Comme quoi, une simple et innocente petite liaison carbone, l'ajout de quelques atomes par-ci, par-là, cela fait toute la différence !

Thiomersal et principe de précaution

Malgré cette notion, les Etats-Unis ont étudié l'éventuelle toxicité des faibles doses de mercure apportées par le thiomersal contenu dans certains vaccins. Les CDC ont coordonné la réalisation de deux études épidémiologiques recherchant l'existence d'une association entre la dose cumulée de mercure apportée par les vaccins aux nourrissons dans les six premiers mois de vie et la survenue d'atteintes neurologiques et rénales.

58 On connait les effets depuis la fin des années 50 où, à la suite d'une pollution accidentelle de la mer du Japon, les effets neurotoxiques du méthyl-mercure sur le développement pré et postnatal ont été décrits. Cette contamination faisait suite à la consommation de poissons contaminés par des femmes enceintes. Les cas ont été réunis sous le nom de syndrome de Minamata. Plus tard, des intoxications similaires ont eu lieu en Irak à cause de semences de blé contaminées, utilisées pour faire du pain et consommées par des femmes enceintes. (ROBERT-GNANSIA, 2005)

L'OMS, via le Comité consultatif mondial de la sécurité vaccinale, a conclu qu'on ne dispose à l'heure actuelle d'aucune preuve de toxicité due au mercure chez le nourrisson, l'enfant ou l'adulte exposé au thiomersal contenu dans les vaccins. Il a également conclu qu'il n'y a aucune raison de modifier pour des raisons de sécurité les pratiques actuelles de vaccination utilisant ce composé. Cependant, des agences nationales de santé publique ont décidé de les limiter au nom du principe de précaution. C'est le cas de l'Agence française de sécurité sanitaire des produits de santé (Afssaps) et de l'Agence Européenne d'Evaluation des Médicaments (EMA), qui ont demandé en juillet 1999 aux industriels de limiter les vaccins contenant du thiomersal. Le problème est qu'il n'existe que quelques produits de remplacement efficaces et sans danger qui ont été testés. La capacité de production actuelle de ces vaccins est limitée et insuffisante pour couvrir les besoins mondiaux. Par ailleurs, en l'état actuel de la science, aucune corrélation n'a été retrouvée entre thiomersal et autisme, ou plus globalement, troubles du spectre autistique et troubles neurodéveloppementaux.

3) Surveillance des vaccins avant et après commercialisation

Les vaccins sont des médicaments sensibles : leur fabrication fait appel à des matières premières d'origine biologique ainsi qu'à un processus complexe et soumis à variabilité. Ils sont soumis à un double contrôle avant la libération des lots. L'industriel producteur est tenu à un premier contrôle qualité et sécurité exigeant. Le deuxième contrôle est effectué pour chaque lot de vaccin par l'ANSM. Il peut porter aussi bien sur le produit fini que sur des « intermédiaires » en cours de production, et implique bon nombre de paramètres : activité in vivo et in vitro, stabilité, sécurité microbiologique, toxicité spécifique, paramètres physico-chimiques… D'autres paramètres spécifiques existent selon le type de vaccin (par exemple on renforcera la surveillance de certaines données pour un vaccin vivant atténué, ou on agira différemment pour un vaccin contenant un antigène dérivant d'un virus ou d'une bactérie, ...). Ce concept de libération lot par lot par une autorité indépendante en parallèle du fabricant est une garantie supplémentaire de la sécurité de ces médicaments particuliers (un seul contrôle est exercé pour les médicaments « classiques »). Ensuite, tout médicament – vaccin y compris – fait l'objet d'une surveillance de ces effets indésirables après commercialisation. En effet, bien qu'avant d'obtenir le précieux sésame qu'est l'AMM, l'autorisation de mise sur le marché, et le remboursement par l'Assurance Maladie, il doit faire la preuve de son efficacité et de sa sécurité d'utilisation chez l'homme. Ces données sont collectées lors d'essais cliniques menés sur des échantillons de population plus ou moins conséquents (près de 30000 participants pour le vaccin Moderna par exemple). Toutefois, lorsqu'il est administré très largement dans une population - plusieurs milliers voire millions de personnes – il est possible que certains effets indésirables rares n'aient pas été remarqués. Par exemple, un effet de fréquence d'1 ou 2 cas pour 100 000 vaccinés peut ne pas avoir été observé dans les essais cliniques. Il en va de même pour les effets indésirables de survenues tardives, qui se développent avec le temps, car l'essai clinique ne dure que quelques semaines ou mois, nous n'avons pas de recul à dix, vingt ou cinquante ans.

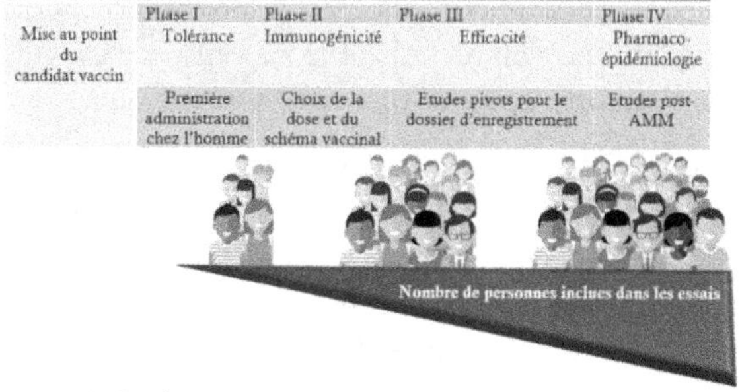

Figure 4 : Développement clinique et suivi post-AMM des vaccins

Ces risques sont donc surveillés de près après l'autorisation des médicaments : on parle de pharmacovigilance (pour les vaccins, on dit parfois « vaccinovigilance »). L'acteur clé de cette surveillance est l'ANSM, qui assure donc une vigilance avant et après la distribution des vaccins. Tout professionnel de santé ou particulier peut signaler le moindre effet indésirable inhabituel. Pour ce faire, il prévient le centre régional de pharmacovigilance (CRPV) dont il dépend géographiquement via un formulaire téléchargeable directement depuis le site internet de l'ANSM (https://www.service-public.fr/particuliers/vosdroits/R48611).
Toutefois, la survenue d'effets indésirables ne signifie pas nécessairement qu'ils soient dus aux vaccins. Il faut d'abord déterminer son « imputabilité » dans la survenue de cet effet. Pour cela, on étudie deux types d'imputabilité (CRPV Nord Pas de Calais, 2014) :

- Intrinsèque : on regarde s'il y a une relation de cause à effet entre le vaccin et l'évènement indésirable. On s'appuie sur des critères chronologiques (délai de survenue de l'effet indésirable par rapport à la vaccination, est-ce qu'une deuxième injection provoque le même effet ?), sur l'existence ou non d'une explication logique par le mécanisme d'action de l'effet indésirable, d'autres facteurs de risque de développement de cet effet indésirable ou causes possibles.

- Extrinsèque : on recherche la survenue de cas identiques ou similaires dans la littérature scientifique.

La pharmacovigilance post-AMM a été renforcée pour les vaccins obligatoires et pour les vaccins anticovid, avec notamment une aide pour transmettre les signalements d'effets indésirables liés aux vaccins sur un portail adhoc (*signalement-sante.gouv.fr),* la mise en place d'indicateurs de suivi des effets indésirables, la définition de seuils d'alerte, afin qu'on puisse intervenir dès qu'une tendance statistique d'association entre un vaccin et un effet indésirable se dessine. En outre, la pharmacovigilance est organisée à plus grande échelle en Europe via des bases de surveillance européenne.

4) Quid des intérêts économiques ?

Après la Seconde Guerre mondiale, la fabrication des vaccins s'est plus véritablement industrialisée. Aujourd'hui, chacun sait que les laboratoires les produisant occupent une position oligarchique dans le monde sanitaire. Ils agissent comme promoteur fort des vaccins qu'ils produisent. Ce puissant lobbying permet deux types de situations pourtant non pragmatiques et efficientes :

- D'une part, l'existence sur le marché de vaccins jugés inefficient, sans intérêt de santé publique mais pourtant détenteur d'une AMM. C'est le cas des vaccins contre le rotavirus (Rotarix® ou Rotateq®) ou contre la varicelle (Varivax® ou Varilrix®).

- D'autre part, l'absence de certaines formes vaccinales, comme les vaccins monovalents, qui disparaissent parfois au profit des formes hexavalentes, plus en adéquation avec les stratégies économiques des firmes. C'est ce qui s'est passé lors des tensions autour de la présence de vaccin anti-hépatite B dans le vaccin multivalent contenant les valences obligatoires « DTP ».

Les fantasmes induits par la position hégémonique des labos sont-ils justifiés ?

4.1) Financement de la recherche vaccinale

Si les vaccins sont considérés comme des médicaments, ils possèdent des particularités qui les rendent spécifiques dans leur élaboration. En effet, ils s'adressent à des individus sains dans le cadre de la prévention primaire. Ces individus sont a fortiori souvent des enfants, et l'efficacité vaccinale est représentée par un non-évènement (absence de contraction de la maladie que l'on souhaitait prévenir). De même, ils sont utilisés potentiellement à très grande échelle : tous les nourrissons, toutes les personnes âgées de plus de 65 ans… Ces grandes cohortes de patients rendent plus ostensible tout effet indésirable, même de fréquence minime. A ce titre, ils nécessitent un contrôle accru de leur qualité et de leur sécurité. Une autre spécificité de la recherche en vaccinologie est représentée par le concept d'immunité collective. Celle-ci devra être anticipée lors de la recherche et du développement vaccinal, même si in fine sa mesure ne pourra être appréciée qu'après commercialisation du vaccin.

En France, la recherche dans le domaine de la vaccination est portée par des acteurs publics et privés qui sont amenés à travailler en collaboration. Historiquement, le secteur a été investi par les acteurs publics, dans le but d'améliorer l'espérance de vie en faisant reculer les épidémies de maladies infectieuses. Cependant, ce type d'acteur est aujourd'hui d'une importance réduite, car le marché a longtemps été peu lucratif et risqué. Aujourd'hui, ces équipes françaises (Institut Pasteur, Inserm, Agence nationale de recherche contre le sida, universités…) travaillent essentiellement à la mise au point de constructions vaccinales et de nouveaux candidats vaccins, d'adjuvants ou sur les récepteurs des cellules dendritiques. De même, ils participent à l'évaluation de nouvelles voies d'administration vaccinale et à la recherche dans le domaine de l'immunité vaccinale. L'application clinique de ces travaux passe le plus souvent par un partenariat avec des structures privées susceptibles d'organiser le financement des essais. En effet, les acteurs privés et l'industrie pharmaceutique sont en pratique les seuls à posséder les moyens financiers de se soumettre à toutes les étapes de qualité et sécurité sur la recherche et l'élaboration des vaccins. Les essais de phase III - réalisés pour démontrer l'efficacité du traitement en testant le médicament sur des milliers de patients (Figure 4) - en sont un exemple criant puisqu'ils s'avèrent spécifiquement coûteux. Le coût de production des vaccins a été abordé dans le rapport n° 476 (2006-2007) de M. Paul BLANC, fait au nom de l'Office parlementaire d'évaluation des politiques de santé et déposé le 28 septembre 2007. Il explique que la production de vaccins a ses propres coûts et se heurte à des difficultés d'envergure. La production d'un seul lot de vaccins est longue (jusqu'à 15 mois) et onéreuse (de 500 à 800 millions d'euros). De manière plus détaillée, il explique :

« *Contrairement aux autres médicaments, chaque vaccin est produit dans une seule usine, laquelle requiert en moyenne cinq ans de préparation minutieuse avant le lancement de la chaîne de production en routine. Produire une seule dose exige de neuf à quinze mois de travail, dont au moins six sont consacrés aux contrôles sanitaires. A titre d'exemple, pour le vaccin contre les infections à Hib [Haemophilus influenzae b], 20 jours sont consacrés à la production même et 192 jours concernent les contrôles qualité. [...]*

Une fois mise dans son emballage, chaque dose doit encore être conservée entre 2 et 8 °C, stockée moins de quatre ans et transportée avec toutes les précautions nécessaires, dont le respect de la chaîne du froid. Le coût total de la production d'un lot de vaccins est au final compris entre 500 et 800 millions d'euros. Etant donné le temps requis pour produire un lot de vaccins, l'approvisionnement requiert une collaboration logistique délicate. » (Blanc, 2007)

4.2) Marché des vaccins

Contrairement à ce qu'on entend parfois, il est en bonne forme et ce, avant même la pandémie de covid 19. Selon le cabinet Euler Hermes « *Sur la période 2005-2011, le taux de croissance annuel des vaccins est deux fois plus important que celui des médicaments en général* ». (Industrie Pharmaceutique, 2011)

En cause, une augmentation de la demande de vaccins dans les pays en voie de développement où certains états et ONG lancent des programmes d'immunisation contre les maladies infectieuses infantiles, et une importance prépondérante des vaccins combinés, plus complexes à produire et plus chers (Bohineust, 2016).

On assiste en outre à une montée en puissance des marchés « *pharmergents* » (représentés par les « BRIC », Brésil, Russie, Inde, Chine, mais aussi la Turquie ou le Mexique). Par ailleurs, de nouvelles indications vaccinales viennent contribuer à cette expansion économique. Ainsi, le développement des vaccins thérapeutiques, notamment anticancéreux, devrait s'avérer fructueux et évolutif, s'agissant là d'un des secteurs pharmaceutiques les plus performants en matière de croissance.

En Europe, ce marché est particulièrement serré. Quatre grands laboratoires se partagent le devant de la scène et représentent 70 % du marché du vaccin. Un chiffre impressionnant, toutefois mis en balance avec les petits 3 % de chiffre d'affaires qu'ils représentent par rapport au marché mondial du médicament. Ces géants de l'industrie pharmaceutique du vaccin sont GSK, Sanofi-Pasteur, Merk et Pfizer. Chez Sanofi, par exemple, les vaccins représentaient en 2017 plus de 15 % du chiffre d'affaires, ce qui n'est pas négligeable.

Si ces laboratoires occupent une grande partie du marché en matière de recettes, il n'en est pas de même avec la production. La très grande majorité des vaccins produits dans le monde l'est dans des pays en voie de développement. En réalité, le marché du vaccin est un marché à deux vitesses : d'un côté les grands groupes occidentaux spécialisés dans la vente de nouveaux vaccins complexes et coûteux vendus dans les pays industrialisés, et de l'autre des producteurs dans des pays en développement, qui fabriquent essentiellement des vaccins de base à bas prix, destinés à leur propre consommation ou à la vente à des pays à faible PIB. Ces derniers peinent à s'imposer sur le marché des vaccins plus lucratifs, du fait de l'ampleur des coûts et des investissements nécessaires au secteur Recherche et Développement (R&D) ainsi que ceux liés aux procédures de contrôle qualité et sécurité requises par l'OMS.

4.3) Fixation du prix d'un vaccin

Les différentes étapes pour déterminer le prix d'un vaccin sont décrites ci-après (Figure 5).

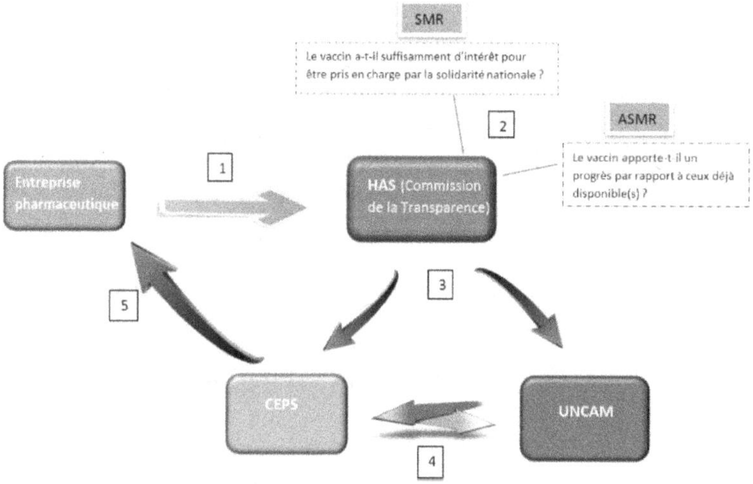

Figure 5 : La fixation du prix d'un vaccin

① L'entreprise pharmaceutique qui a obtenu l'AMM (accord de l'ANSM en cas de procédure nationale, ou du Comité des Médicaments Humains de l'EMA si la procédure est européenne) pour son vaccin dépose une demande de remboursement à la HAS.

② La HAS, via la Commission de la Transparence, rédige un avis en tenant compte des données scientifiques existantes, du Service Médical Rendu (SMR) et de l'Amélioration du Service Médical Rendu (ASMR).

③ La HAS transmet son avis au Comité Economique des Produits de Santé (CEPS) et à l'Union Nationale des Caisses de l'Assurance Maladie (UNCAM). Le CEPS est un organisme interministériel placé sous l'autorité conjointe des ministres chargés de la santé, de la sécurité sociale et de l'économie, composé d'un président, de deux vice-présidents choisis par le ministre chargé de la Santé et de la Protection sociale, de quatre représentants de l'état, trois représentants des caisses nationales d'assurance maladie et d'un représentant de l'Union nationale des organismes d'assurance maladie complémentaire. L'UNCAM est une instance publique créée par la loi de réforme de l'Assurance Maladie du 13 août 2004, qui regroupe les deux principaux régimes d'assurance maladie : le régime général (ayant absorbé l'ex-régime social des indépendants, RSI) et le régime agricole (MSA). Elle est composée d'un conseil de 18 membres. Le directeur général, nommé en conseil des ministres, est le directeur de la CNAM.

④ Le CEPS détermine le prix du vaccin et l'UNCAM son taux de remboursement.

⑤ Le CEPS négocie avec l'entreprise la fixation finale du prix du vaccin.

Les vaccins obligatoires sont remboursés le plus souvent à 65 % par l'Assurance Maladie, sauf dans le cas du ROR (à 100 % pour les mineurs) ou du vaccin antigrippal chez les personnes à risques de complications (100 % également).

Selon la Cour des Comptes, les montants remboursés tous régimes confondus par l'assurance maladie, hors consultations et actes de vaccination s'élèvent à 310 M€ en 2016 (338 M€ en 2013), soit environ 1 % de la consommation de médicaments. L'ANSM ajoute que le chiffre d'affaires lié aux ventes de vaccins en France a baissé de 8 % entre 2012 et 2016, passant de 463,4 M€ à 426,3 M€, ce qui correspond à un recul de 12,4 % du nombre d'unités vendues, qui peut s'expliquer notamment par des modifications du calendrier vaccinal (réduction du nombre d'injections pour certains vaccins). Ce chiffre est de 10 % entre 2013 et 2016 pour le seul régime général. La Cour des Comptes conclut que « *si la France représente une part modeste du marché mondial du vaccin, elle constitue, avec d'autres pays européens, l'un des principaux centres de recherche et de production mondiaux.* » (Cours des comptes, 2018)

4.4) Valeur économique

Selon Claude Le Pen, économiste spécialiste des questions de santé et des vaccins, ces derniers sont peu coûteux et « coût-efficaces ». Autrement dit, faire gagner un an de vie à une jeune fille de moins de 12 ans que l'on vaccine contre le papillomavirus coute 2964 $ à la société, soit environ 2650 euros. De nombreux médicaments voient ce chiffre multiplié par 2, 5 voire plus dans le cas de traitements spécifiques particulièrement coûteux comme l'immunothérapie anticancéreuse. Ils sont également « cost-saving », c'est-à-dire qu'ils évitent des dépenses ultérieures. Par exemple, pour la grippe chez les personnes âgées, une étude du CDC de 1999 montre que pour 1 dollar américain investi dans la vaccination des enfants, l'économie réalisée par la suite (en évitant des complications, plus chères à prendre en charge, comme par exemple une hospitalisation) varie de 5,40 $ US à 16,34 $ US. (Le Pen & Lévy, 2018)

Concernant la valeur économique du vaccin, le LEEM (syndicat des entreprises du médicament) ajoute :

« *La vaccination permet des économies significatives en évitant les coûts associés au traitement des maladies prévenues. Aujourd'hui en France, seulement* ***0,3 % du budget de la santé est dédié à la vaccination*** *: 620 millions sur 247 milliards d'euros et le coût total de la vaccination tout au long d'une vie reste compris entre 520 et 1 380 euros par personne en fonction des recommandations vaccinales.* » (Toumi, 2015)

5) Indisponibilité et pénurie

La bonne disponibilité des vaccins, notamment des valences obligatoires, est nécessaire pour assurer une bonne couverture vaccinale. C'est à la fois le rôle des firmes pharmaceutiques, des Etats et des agences nationales et internationales de santé de faire en sorte de limiter les tensions d'approvisionnement et les ruptures de stock.

Ces deux expressions méritent d'être individualisées. En effet, on les regroupe régulièrement sous le terme de « pénuries », bien qu'elles englobent des phénomènes complexes. On distingue donc, selon le rapport Decool du Sénat :

- ❖ La rupture de stock : « *telle que définie par le décret du 20 juillet 2016, est l'impossibilité pour un laboratoire de fabriquer ou d'exploiter un médicament ou un vaccin. Cette impossibilité peut résulter de deux séries de causes : soit le médicament ne peut pas être fabriqué, soit il est fabriqué sans pouvoir entrer dans le circuit de distribution du fait d'une non-conformité aux normes de qualité exigées. La rupture de stock a, dans ce cas de figure, un impact national, voire européen ou mondial.* »

- ❖ La rupture d'approvisionnement : « *définie de manière plus large comme l'incapacité pour une pharmacie d'officine ou une pharmacie à usage intérieur (PUI) hospitalière de dispenser un médicament à un patient dans un délai de 72 heures après avoir effectué une demande auprès de deux entreprises exerçant une activité de distribution de médicament. Le décret précité précise que ce délai peut être réduit à l'initiative du pharmacien en fonction de la compatibilité avec la poursuite optimale du traitement du patient. La rupture d'approvisionnement peut résulter d'une rupture de stock ou d'une difficulté rencontrée dans la chaîne de distribution, auquel cas les territoires peuvent être différemment touchés.* » (Decool, 2018)

Les vaccins apparaissent parmi les classes thérapeutiques les plus touchées (avec les anticancéreux) :

« *Du point de vue tout d'abord de la classe thérapeutique, les anticancéreux, les anti-infectieux (qu'il s'agisse des antibiotiques ou des vaccins), les anesthésiants, les médicaments du système nerveux central (destinés notamment au traitement de l'épilepsie ou de la maladie de Parkinson) ainsi que les médicaments dérivés du sang sont les plus souvent touchés par une rupture de stock ou d'approvisionnement.* » (Decool, 2018)

Sur l'ensemble des signalements de médicaments d'intérêt thérapeutique majeur (MITM) en tension ou rupture effectués auprès de l'ANSM en 2017, 26 concernaient des vaccins. Cette même année, un total de 285 principes actifs étaient concernés. Sur cet ensemble, 25 % concernait des signalements liés à des tensions d'approvisionnement, 3 % à des arrêts de commercialisation et 72 % à des ruptures de stock[59].

Tableau 2 : Les 3 principales classes thérapeutiques impactées par un risque de rupture d'approvisionnement entre 2914 et 2017. D'après (LEEM, 2018)

Principales classes thérapeutiques concernées	2014 438 signalements	2017 538 signalements
Anti-infectieux Dont vaccins	96 (22 %)	113 (21 %) dont **26 vaccins**
Système nerveux	61	102
Anticancéreux et immunomodulateurs	44	75

Du point de vue de la durée des ruptures, les vaccins apparaissent particulièrement touchés : ils sont en moyenne indisponibles pendant 179 jours, contre 40 jours pour l'ensemble des médicaments. Ces pénuries sont souvent des évènements uniques et isolés qui viennent enrayer la mécanique de production et de distribution. Toutefois, ils se répercutent sur l'ensemble de la chaîne par effet domino, du fait de l'interdépendance de ses maillons. Ainsi, comme le mentionne le rapport du Sénat, un

[59] LE SAULNIER, Carole. 2018. Compte-rendu de séance du 5 octobre 2018, Comité d'interface ANSM / Organisations professionnelles représentatives des industries du médicament. Disponible à l'adresse : https://ansm.sante.fr/var/ansm_site/storage/original/application/77b07df390ab58e4318708beba106ca9.pdf

problème de qualité survenant dans une usine de substances pharmaceutiques actives en Inde ou en Chine peut affecter l'approvisionnement du marché français pour de longs mois. On s'en est d'ailleurs fort bien rendu compte au début de la pandémie lors du premier confinement, où des pénuries de certains médicaments sont apparues. Ces événements sont aggravés par le manque d'information et de transparence frappant qui caractérise la chaîne du médicament. Celui-ci alimente en outre la défiance entre ses acteurs, qui se suspectent mutuellement de pratiques de nature à alimenter les pénuries. Plusieurs causes de tensions d'approvisionnement et de ruptures de stock de vaccins peuvent être notifiées (Figure 6) :

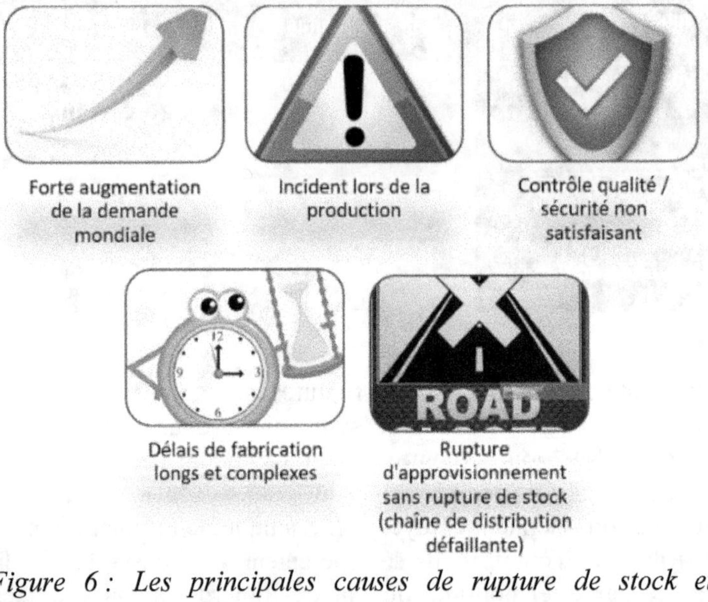

Figure 6 : Les principales causes de rupture de stock et d'approvisionnement en vaccin

La récurrence des indisponibilités peut parfois conduire à une remise en cause de la stratégie vaccinale. Le problème spécifique des pénuries de vaccins concerne l'adhésion, fragile, de la population à ces stratégies et politiques de santé. La discordance entre les discours des autorités sanitaires, qui insistent sur l'importance de la vaccination alors que l'obligation vaccinale vient d'être renforcée, et les pénuries de vaccins - comme celle du Pneumovax®- suscitent l'incompréhension des patients. A ce propos, l'association France Assos Santé souligne que les pénuries de vaccins « *sabordent des années d'efforts en santé publique* ». Cette indisponibilité a indigné la HAS. La pénurie a touché la fin de l'année 2017 et plusieurs recommandations de l'agence ont été publiées en décembre de la même année. La HAS a considéré que « *la situation de pénurie actuelle en VPP 23 est inacceptable d'un point de vue de santé publique. En effet, cette pénurie fait suite à des choix stratégiques des laboratoires Sanofi Pasteur et MSD Vaccins (arrêt de commercialisation du vaccin PNEUMO 23®) et conduit à un déficit de la couverture des besoins de vaccination des populations concernées, à savoir les patients immunodéprimés ou ayant des comorbidités les exposant à un risque élevé d'infection à pneumocoque* ». (HAS, 2017)

Conclusion

Le scepticisme vaccinal est un phénomène contemporain de la naissance de la vaccination dont les mécanismes déclencheurs commencent à être perçus. Il n'est en fait que le reflet d'un mal-être global et d'une société sclérosée dans une crise de confiance sans précédent, qui affecte tant les domaines médico-scientifiques que l'ensemble des institutions publiques et privées. Ces dernières, en particulier, accumulent la rancœur et Big Pharma, le grand méchant loup, est désavoué pour sa vénalité – probablement pas forcément toujours à tort. C'est aussi une des caractéristiques de notre pays. Les français détestent ces oligarques industriels qui cristallisent l'idée qu'un pouvoir extérieur puisse s'ingérer dans un domaine aussi intime qui celui de la santé. Et nous n'aimons pas être soumis ; un roi de France y a laissé sa tête il y a quelques siècles de cela !

L'année 2009 et la gestion compliquée de la grippe H1N1 ont soufflé sur les braises, d'autant plus que cette épidémie grippale s'est inscrite comme une énième controverse sanitaire et sociale, dans un paysage français déjà bien enlaidi par le scandale. A l'ère des nouveaux médias, l'absence de filtrage de l'information offre une plus grande démocratisation du débat, une circulation des idées et de la connaissance. En revanche, et c'est là le revers de la médaille, le modèle économique des GAFA permet la génération et la diffusion de fake news et de théories conspirationnistes en tout genre difficiles à contrôler, et les vaccins n'y échappent pas. De véritables guerres d'influence se mènent sur les réseaux sociaux, que ce soit pour gagner quelques abonnés pour un particulier en mal de reconnaissance, quelques électeurs pour un candidat rusé, où au contraire essayer de faire adhérer au plus possible à une doxa peut être pas toujours très soucieuse de l'intérêt public.

Les faibles taux de couverture vaccinale menacent les populations d'épidémies jadis disparues, de complications et de maux autrefois ardemment combattus. La loi du 30 décembre 2017 et la mise en place du nouveau calendrier vaccinal à compter du 1er janvier 2018 auraient pour certains l'effet positif de corriger ce retard. Restons modeste – l'obligation vaccinale biaise évidemment l'évaluation de l'adhésion à la vaccination habituellement étudiée par la mesure de la couverture vaccinale. Les géants du numérique se sont engagés dans la lutte contre la diffusion d'informations fausses sur les vaccins. Pinterest, Youtube et Facebook, pour ne citer qu'eux, se sont positionnés dans la lutte contre la propagande antivaccinale. Monica Bickert, responsable juridique de Facebook, faisait ainsi savoir que les groupes et pages relayant de telles fausses- nouvelles « *ne seront plus inclus dans les recommandations quand vous les taperez dans la fenêtre de recherche* ». Mais qui décide que l'information est vraie ou fausse ? La suppression de la parole des opposants à la majorité médicale pose question. N'est-ce pas là, en outre, le meilleur moyen d'entretenir la méfiance ? Les autorités américaines, l'OMS et les CDC, prennent très au sérieux ce fléau de l'hésitation vaccinale mais gardons-nous de censurer ceux qui pensent « out of the box », comme disent nos amis anglo-saxons.

Une vraie politique de communication s'impose et doit passer par une prise de position politique courageuse. Oui, il existe des effets secondaires aux vaccins, oui, les enjeux économiques sont énormes, non, tous les vaccins ne sont pas à mettre dans le même panier, oui, les français sont capables de comprendre les tenants et les aboutissants de la décision vaccinale. Encore faut-il prendre le temps de construire une information honnête, juste, éclairée, pertinente, éthique et adaptée à chacun. Sans faux semblants et en mettant son égo de côté… Ce n'est qu'à ce prix que l'on pourra peut-être espérer un retour en grâce de la vaccination dans le pays de Pasteur.

Abréviations

AFFSAPS : Agence Française de Sécurité Sanitaire des Produits de Santé

AMM : Autorisation de Mise sur le Marché

ANR : Agence Nationale de la Recherche

ANSES : Agence Nationale de Sécurité sanitaire de l'Alimentation, de l'Environnement et du Travail

ANSM : Agence Nationale de Sécurité des Médicaments et des Produits de Santé

ARS : Agence Régionale de Santé

ASMR : Amélioration du Service Médical Rendu

Atox : Anatoxine

BCG : Vaccin Bilié de Calmette et Guérin

BNPV : Base Nationale de Pharmaco Vigilance

CDC : Center for Disease Control and Prevention

CEDH : Cours Européenne des Droits de l'Homme

CEPS : Comité Economique des Produits de Santé

CNAM : Caisse Nationale de l'Assurance Maladie

CPAM : Caisse Primaire de l'Assurance Maladie

CSP : Code de Santé Publique

DTP : Diphtérie Tétanos Poliomyélite

EBM : Evidence-Based Medecine

ECDC : Centre Européen de Prévention et de Contrôle (European Centre for Disease Prevention and Control)

EMA : Agence Européenne d'Evaluation des Médicaments

EME : Evaluation Médico-Economique

FAO : Organisation des Nations Unies pour l'Alimentation et l'Agriculture

GACVS : Comité Consultatif Mondial de la Sécurité Vaccinale

GAFA : Google Apple Facebook Amazon

HAS : Haute Autorité de Santé

HCSP : Haut Conseil de Santé Publique

HPV : Papillomavirus

INRS : Institut National de la Recherche Scientifique

INSERM : Institut National de la Santé Et de la Recherche Médicale

ISCC : Institut des Sciences de Communication du Centre Nationale de la Recherche Scientifique

JORF : Journal Officiel de la République Française

LEEM : Les Entreprises du Médicament

LFSS : Loi de Financement de la Sécurité Sociale

MSA : Mutualité Sociale Agricole

MIVILUDES : Mission interministérielle de vigilance et de Lutte contre les Dérives Sectaires

OCDE : Organisation de Coopération et de Développement Economiques

OIE : Organisation Mondiale de la Santé Animale

OMS : Organisation Mondiale de la Santé

PIB : Produit Intérieur Brut

PLFSS : Projet de Loi de Financement de la Sécurité Sociale

REVAHB : Réseau des Victimes du Vaccin Anti-Hépatite B

ROR : Rougeole Oreillons Rubéole

RSI : Régime Sociale des Indépendants

SAGE : Groupe Stratégique Consultatif d'Experts

SEP : Sclérose en Plaque

SMR : Service Médical Rendu

SNDS : Système National des Données de Santé

UNCAM : Union Nationale des Caisses de l'Assurance Maladie

VI : Vaccin Inactivé

VPI : Vaccin contre la Poliomyélite, Injectable

VPO : Vaccin contre la Poliomyélite, Oral

VSU : Vaccin Sous Unitaire

VVA : Vaccin Vivant Atténué

Bibliographie

Affsaps, Procès-verbal de la Commission nationale de pharmacovigilance du 27 septembre 2011 relatif à l'enquête officielle de pharmacovigilance relative aux vaccins contre l'hépatite B. Direction de l'Evaluation des Médicaments et des Produits Biologiques, Département de Pharmacovigilance, Saint-Denis, le 22 novembre 2011.

Ahmed, A., Lee, K. S., Bukhsh, A., Al-Worafi, Y. M., Sarker, Md. M. R., Ming, L. C., & Khan, T. M. (2018). Outbreak of vaccine-preventable diseases in Muslim majority countries. *Journal of Infection and Public Health*, *11*(2), 153-155. https://doi.org/10.1016/j.jiph.2017.09.007

Alter, M. J., & Margolis, H. S. (1990). The emergence of hepatitis B as a sexually transmitted disease. *The Medical Clinics of North America*, *74*(6), 1529-1541. https://doi.org/10.1016/s0025-7125(16)30493-x

ANSES. (2016, mai 12). *Consommation de poissons et exposition au méthylmercure | Anses—Agence nationale de sécurité sanitaire de l'alimentation, de l'environnement et du travail.* https://www.anses.fr/fr/content/consommation-de-poissons-et-exposition-au-m%C3%A9thylmercure

ANSM. (2013, septembre 19). *Vaccins pandémiques grippe A (H1N1) et narcolepsie : Mise à jour de l'information sur les dernières données scientifiques.* https://ansm.sante.fr/S-informer/Points-d-information-Points-d-information/Vaccins-pandemiques-grippe-A-H1N1-et-narcolepsie-Mise-a-jour-de-l-information-sur-les-dernieres-donnees-scientifiques-Point-d-information

ANSM. (2016, novembre 24). *L'ANSM rappelle qu'aucun médicament homéopathique ne peut être considéré comme un vaccin contre la grippe—Point d'Information.* https://ansm.sante.fr/S-informer/Points-d-information-Points-d-information/L-ANSM-rappelle-qu-aucun-medicament-homeopathique-ne-peut-etre-considere-comme-un-vaccin-contre-la-grippe-Point-d-Information

Assemblée nationale. (2010). *Commission d'enquête sur la manière dont a été programmée, expliquée et gérée la campagne de vaccination de la grippe A (H1N1) ~ Liste des comptes rendus.* https://www.assemblee-nationale.fr/13/cr-cegrippea/09-10/

APM NEWS, 2016. Concertation citoyenne sur la vaccination : démocratie sanitaire et indépendance mises en question. In : apmnews.com. 2 décembre 2016.

Autain, F. (2010). *Résolution visant à créer une commission d'enquête sur le rôle des firmes pharmaceutiques dans la gestion par le Gouvernement de la grippe A (H1N1).* https://www.senat.fr/dossier-legislatif/ppr09-226.html

Bazin, H. (2008). *L'histoire des vaccinations.* John Libbey Eurotext.

Bazin, H. (2010). *Histoire des refus vaccinaux – Bulletin de l'Académie nationale de médecine, 194, n°4 et 5, 705-718, séance du 11 mai 2010.* https://www.academie-medecine.fr/histoire-des-refus-vaccinaux/

Bégué, P. (2004). Ce que la vaccination a apporté. *La Revue du Praticien, 54*, 486-487.

Berthelot, J.-M. (2016). Méconnaissance des effets placebo et Hawthorne : Nécessaire ? *Hegel, N°* 2(2), 98-105.

Bertrand, A., & Torny, D. (2004). *Libertés individuelles et santé collective.* https://halshs.archives-ouvertes.fr/halshs-00397364

Blanc, P. (2007, septembre 28). *Vaccins : Convaincre et innover pour mieux protéger.* https://www.senat.fr/rap/r06-476/r06-476_mono.html

Bohineust, A. (2016, mars 17). *Le marché des vaccins doublera d'ici à 2025.* Le Figaro. https://www.lefigaro.fr/societes/2016/03/17/20005-20160317ARTFIG00285-le-marche-des-vaccins-doublera-d-ici-a-2025.php

Bonny, V., Maillard, A., Mousseaux, C., Plaçais, L., & Richier, Q. (2020). COVID-19 : Physiopathologie d'une maladie à plusieurs visages. *La Revue De Medecine Interne*, *41*(6), 375-389. https://doi.org/10.1016/j.revmed.2020.05.003

Bouvier, D., & van Mal-Maeder, D. (2010). Tradition classique : Dialogues avec l'Antiquité. *Revue études de Lettres*, *285*.

BreakingWeb. (2020, novembre 23). *Les Français et la vaccination contre le Covid-19—Sondage BVA pour Europe 1*. BVA Group. https://www.bva-group.com/sondages/francais-vaccination-contre-covid-19-sondage-bva-europe-1/

Browne, M., Thomson, P., Rockloff, M. J., & Pennycook, G. (2015). Going against the Herd : Psychological and Cultural Factors Underlying the 'Vaccination Confidence Gap'. *PLOS ONE*, *10*(9), e0132562. https://doi.org/10.1371/journal.pone.0132562
Bryden, G. M., Browne, M., Rockloff, M., & Unsworth, C. (2018). Anti-vaccination and pro-CAM attitudes both reflect magical beliefs about health. *Vaccine*, *36*(9), 1227-1234. https://doi.org/10.1016/j.vaccine.2017.12.068

Buisson, Y. (2013, mai 2). *Résistances culturelles, politiques et religieuses à la vaccination dans les pays du Sud de l'Asie*. Mes Vaccins. http://www.mesvaccins.net/web/news/4093-resistances-culturelles-politiques-et-religieuses-a-la-vaccination-dans-les-pays-du-sud-de-l-asie

Callaway, E. (2020). Russia announces positive COVID-vaccine results from controversial trial. *Nature*. https://doi.org/10.1038/d41586-020-03209-0

Camelot, P. (s. d.). *Celse (IIèS), Encyclopaedia Universalis*. Encyclopædia Universalis. Consulté 23 janvier 2021, à l'adresse https://www.universalis.fr/encyclopedie/celse/

Card. Levada, W. (2008, septembre 8). *Dignitas Personae—Instruction de la Congrégation pour la Doctrine de la Foi*. http://www.vatican.va/roman_curia/congregations/cfaith/documents/rc_con_cfaith_doc_20081208_dignitas-personae_fr.html

Card. Ratzinger, J., & Bovone, A. (1987, février 22). *Instruction sur le respect de la vie humaine naissante et la dignité de la procréation. Réponses à quelques questions d'actualité*. http://www.vatican.va/roman_curia/congregations/cfaith/docum

ents/rc_con_cfaith_doc_19870222_respect-for-human-life_fr.html
Channappanavar, R., Fett, C., Zhao, J., Meyerholz, D. K., & Perlman, S. (2014). Virus-Specific Memory CD8 T Cells Provide Substantial Protection from Lethal Severe Acute Respiratory Syndrome Coronavirus Infection. *Journal of Virology*, *88*(19), 11034-11044. https://doi.org/10.1128/JVI.01505-14

Clark, A., Jit, M., Warren-Gash, C., Guthrie, B., Wang, H. H. X., Mercer, S. W., Sanderson, C., McKee, M., Troeger, C., Ong, K. L., Checchi, F., Perel, P., Joseph, S., Gibbs, H. P., Banerjee, A., Eggo, R. M., Nightingale, E. S., O'Reilly, K., Jombart, T., … Jarvis, C. I. (2020). Global, regional, and national estimates of the population at increased risk of severe COVID-19 due to underlying health conditions in 2020 : A modelling study. *The Lancet Global Health*, *8*(8), e1003-e1017. https://doi.org/10.1016/S2214-109X(20)30264-3

Concordet, D., Gandia, P., Montastruc, J.-L., Bousquet-Mélou, A., Lees, P., Ferran, A., & Toutain, P.-L. (2019). Levothyrox® New and Old Formulations : Are they Switchable for Millions of Patients? *Clinical Pharmacokinetics*, *58*(7), 827-833. https://doi.org/10.1007/s40262-019-00747-3

Courrier International. (2018, août 29). *Rougeole. En Indonésie, une fatwa mal comprise fait chuter la vaccination.* Courrier international.
https://www.courrierinternational.com/article/rougeole-en-indonesie-une-fatwa-mal-comprise-fait-chuter-la-vaccination

Courrier International. (2019, avril 9). *Santé. New York déclare "l'état d'urgence sanitaire" contre la rougeole.* Courrier international.
https://www.courrierinternational.com/article/sante-new-york-declare-letat-durgence-sanitaire-contre-la-rougeole

Cours des comptes. (2018). *Le rapport public annuel.* https://www.ccomptes.fr/fr/publications/le-rapport-public-annuel-2018

De Closets, F. (2020, décembre 31). *« Vaccination : Le sabotage administratif ». Tribune libre.* L'opinion. https://www.lopinion.fr/edition/politique/vaccination-sabotage-administratif-tribune-francois-closets-232613

De Romilly, J. (2009). *La Guerre du Péloponnèse. Tome II, 1re partie : Livre II - Thucydide.* https://www.lesbelleslettres.com/livre/1243-la-guerre-du-peloponnese-tome-ii-1re-partie-livre-ii

Decool, P. (2018, septembre 27). *Pénuries de médicaments et de vaccins : Renforcer l'éthique de santé publique dans la chaîne du médicament.* http://www.senat.fr/rap/r17-737/r17-737_mono.html#fn36.

Du, L., He, Y., Zhou, Y., Liu, S., Zheng, B.-J., & Jiang, S. (2009). The spike protein of SARS-CoV--a target for vaccine and therapeutic development. *Nature Reviews. Microbiology*, *7*(3), 226-236. https://doi.org/10.1038/nrmicro2090

Dubé, E., Laberge, C., Guay, M., Bramadat, P., Roy, R., & Bettinger, J. (2013). Vaccine hesitancy : An overview. *Human Vaccines & Immunotherapeutics*, *9*(8), 1763-1773. https://doi.org/10.4161/hv.24657

Ecole des hautes études en santé publique. (2020). *Étude COCONEL : un consortium de chercheurs analyse le ressenti et le comportement des français face à l'épidémie de COVID-19 et au confinement.* https://www.ehesp.fr/2020/04/08/etude-coconel-un-consortium-de-chercheurs-analyse-le-ressenti-et-le-comportement-des-francais-face-a-lepidemie-de-covid-19-et-au-confinement/

ELABE. (2020, novembre 25). Allocution E. Macron : 64 % approuvent les mesures annoncées. *ELABE.* https://elabe.fr/allocution-macron-241120/

European Data Journalism Network. (2018). *L'Europe n'est pas suffisamment vaccinée : La faute aux anti-vaccins ou aux religieux ?* European Data Journalism Network. https://www.europeandatajournalism.eu/fre/News/News-data/L-Europe-n-est-pas-suffisamment-vaccinee-la-faute-aux-anti-vaccins-ou-aux-religieux

Fan, Y., Zhao, K., Shi, Z.-L., & Zhou, P. (2019). Bat Coronaviruses in China. *Viruses*, *11*(3). https://doi.org/10.3390/v11030210

Fischer, A. (2016, novembre 30). *Comite d'orientation de la concertation citoyenne, Rapport sur la vaccination.* https://www.vie-publique.fr/rapport/36133-rapport-sur-la-vaccination-comite-dorientation-de-la-concertation-cit

Fridenson, P. (2005). *Philippe Urfalino, Le grand méchant loup pharmaceutique..., 2005 Urfalino (Philippe), Le grand méchant loup pharmaceutique. Angoisse ou vigilance ? Entretien mené par Bertrand Richard. Paris, Éditions Textuel, 2005, 119 pages. « Conversations pour demain ».* [Text]. http://mouvement-social.univ-paris1.fr. http://mouvement-social.univ-paris1.fr/document.php?id=602

Gaudelus, J. (2010). Vaccination contre le virus de l'hépatite B en France. *La Revue du praticien*, *60*(10), 1373.

Grabenstein, J. D. (2013). What the world's religions teach, applied to vaccines and immune globulins. *Vaccine*, *31*(16), 2011-2023. https://doi.org/10.1016/j.vaccine.2013.02.026

Gregg, M. (1990). L'affaire de la grippe porcine (Etats-Unis, 1976), Les limites de la décision en santé publique. *La Revue du praticien Médecine générale*, *100*, 109-114.

Gueniot, C. (2008). Vaccin contre l'hépatite B. Un rapport bénéfice-risque positif. Entretien de Christian Perronne. *Le Panorama du Médecin*, *5089*, 20.

Guérin, M. (2017, septembre 9). *Anti-vaccins : Une contre-attaque juridique fragile (entretien avec Clémentine Lequillerier).* www.pourquoidocteur.fr. https://www.pourquoidocteur.fr/Articles/Question-d-actu/22783-Anti-vaccins-arguments-juridiques-fragiles

Guthmann, J. P., Fonteneau, L., & Levy-Bruhl, D. (2012). *Mesure de la couverture vaccinale en France : Sources et données actuelles*. Institut de veille sanitaire.

Hadinegoro, S. R., Arredondo-García, J. L., Capeding, M. R., Deseda, C., Chotpitayasunondh, T., Dietze, R., Muhammad Ismail, H. I. H., Reynales, H., Limkittikul, K., Rivera-Medina, D. M., Tran, H. N., Bouckenooghe, A., Chansinghakul, D., Cortés, M., Fanouillere, K., Forrat, R., Frago, C., Gailhardou, S., Jackson, N., … CYD-TDV Dengue Vaccine Working Group. (2015). Efficacy and Long-Term Safety of a Dengue Vaccine in

Regions of Endemic Disease. *The New England Journal of Medicine*, *373*(13), 1195-1206. https://doi.org/10.1056/NEJMoa1506223

HAS. (2017, décembre 20). *Vaccination contre les infections à pneumocoque en contexte de pénurie de vaccin pneumococcique non conjugué 23-valent*. Haute Autorité de Santé. https://www.has-sante.fr/jcms/c_2817968/fr/vaccination-contre-les-infections-a-pneumocoque-en-contexte-de-penurie-de-vaccin-pneumococcique-non-conjugue-23-valent

HAS. (2019). *Pertinence des soins, Hypothyroïdie, Rapport d'élaboration*. https://www.google.com/url?sa=t&rct=j&q=&esrc=s&source=web&cd=&ved=2ahUKEwizwL-AwbLuAhWlBGMBHcKGB9kQFjAAegQIARAC&url=https%3A%2F%2Fwww.infectiologie.com%2FUserFiles%2FFile%2Fgroupe-prevention%2Ffiches-polemiques-vaccinales%2Ffiche-gvp-vaccination-hbv-et-sep-20160522.pdf&usg=AOvVaw2SN3AGg8ZzvXah3D7TnIUh

HAS. (2020). *Aspects immunologiques et virologiques de l'infection par le SARS-CoV-2*. HAS. https://www.has-sante.fr/jcms/p_3221567/fr/aspects-immunologiques-et-virologiques-de-l-infection-par-le-sars-cov-2

Hauwaert, S., & Kessel, S. (2017). Beyond protest and discontent : A cross-national analysis of the effect of populist attitudes and issue positions on populist party support: BEYOND PROTEST AND DISCONTENT. *European Journal of Political Research*, *57*. https://doi.org/10.1111/1475-6765.12216

Hecquet, P. (1661-1737) A. du texte. (1725). *Lettre en forme de dissertation pour servir de réponse aux difficultez qui ont été faites contre le livre des « Observations sur la saignée du pied et sur la purgation au commencement de la petite vérole »... [Par P. Hecquet. 24 septembre 1624 (« sic »)]*. https://gallica.bnf.fr/ark:/12148/bpt6k9738615b

Hoefer, J. C. F. (1869). *Histoire de la chimie*. Firmin Didot frères, fils et cie.

Industrie Pharmaceutique. (2011). La pharmacie mondiale en 2010 : L'analyse d'Euler Hermès. *La pharmacie mondiale en 2010 : l'analyse d'Euler Hermès.*, *740*, pages 6-9.

INSERM. (2008). *Comment juger la plausibilité d'un lien causal entre un facteur et la survenue d'une pathologie ? (Annexe 2, Cancer et environnement).* http://www.ipubli.inserm.fr/bitstream/handle/10608/102/Annexes.html#titre_n0_2

INSERM. (2017, novembre 1). *Dengue*. Inserm - La science pour la santé. https://www.inserm.fr/information-en-sante/dossiers-information/dengue

Ioannidis, J. P. A. (2016). Exposure-wide epidemiology : Revisiting Bradford Hill. *Statistics in Medicine*, *35*(11), 1749-1762. https://doi.org/10.1002/sim.6825

Jean-Paul II. (1995, mars 25). *Evangelium vitae*. http://www.vatican.va/content/john-paul-ii/fr/encyclicals/documents/hf_jp-ii_enc_25031995_evangelium-vitae.html

JESTIN Christine, GAUTIER Arnaud et CHARRON Jalal, Sources d'informations sur la vaccination : quelles influences sur l'hésitation et les pratiques vaccinales ? Communication orale, Rencontres de Santé Publique France, 30 mai 2018, Communications de dernières minutes.

Karafillakis, E., Larson, H. J., & ADVANCE consortium. (2017). The benefit of the doubt or doubts over benefits? A systematic literature review of perceived risks of vaccines in European populations. *Vaccine*, *35*(37), 4840-4850. https://doi.org/10.1016/j.vaccine.2017.07.061

Kennedy, J. (2019). Populist politics and vaccine hesitancy in Western Europe : An analysis of national-level data. *European Journal of Public Health*, *29*(3), 512-516. https://doi.org/10.1093/eurpub/ckz004

Kitagawa, J. M. (1987). *On Understanding Japanese Religion* (Limited Ed edition). Princeton University Press.

Kluyskens, J. F. (1804). *Annales de littérature médicale étrangère*. P. F. de Goesin-Verhaeghe.

Koyré, A. (1933). Paracelse. *Revue d'Histoire et de Philosophie religieuses*, *13*(1), 46-75. https://doi.org/10.3406/rhpr.1933.2859

Larson, H. J., de Figueiredo, A., Xiahong, Z., Schulz, W. S., Verger, P., Johnston, I. G., Cook, A. R., & Jones, N. S. (2016). The State of Vaccine Confidence 2016 : Global Insights Through a 67-Country Survey. *EBioMedicine*, *12*, 295-301. https://doi.org/10.1016/j.ebiom.2016.08.042

Launay, O., & Floret, D. (2015). Vaccination contre l'hépatite B : Où en est-on ? *La Revue du Praticien*, *65*, 953.

Le Monde. (2009, juillet 26). Pour Bernard Debré, la grippe A est une « grippette ». *Le Monde.fr*. https://www.lemonde.fr/planete/article/2009/07/26/pour-bernard-debre-la-grippe-a-est-une-grippette_1222942_3244.html

Le Monde. (2018, août 31). *Certaines écoles hors contrat sont des foyers de refus de vaccination*. Le Monde. https://www.lemonde.fr/les-decodeurs/article/2018/08/31/certaines-ecoles-hors-contrat-sont-des-foyers-de-refus-de-vaccination_5348301_4355770.html

Le Pen, C., & Lévy, P. (2018). *L'évaluation médico-économique : Concepts et méthodes*. Le Grand Métier.

Littré, E. (1849). *De L'Art. De La Nature De L'Homme. Du Régime Salutaire. Des Vents. De L'Usage Des Liquides. Des Maladies, Livre Premier. Des Afflections. Des Lieux Dans L'Homme. De La Maladie Sacrée. Des Plaies. Des Hémorrhoides. Des Fistules. Du Régime : Livre Premier, Livre Deuxième, Livre Troisième, Livre Quatrième Ou Des Songes : 6* (J.B. Baillière). Baillière.

Luño, A. R. (2005). Riflessioni etiche sui vaccini preparati a partire da cellule provenienti da feti umani abortiti. *Medicina e Morale*, *54*(3), Article 3. https://doi.org/10.4081/mem.2005.388

Malet, J.-B. (2018, juillet 1). *L'anthroposophie, discrète multinationale de l'ésotérisme.* Le Monde diplomatique. https://www.monde-diplomatique.fr/2018/07/MALET/58830

Mallet, M., & Rudler, M. (2017). Hépatite chronique B : Quoi de neuf ? *La Revue du praticien Médecine générale*, *31*(985), 560.

Marenco, C. (1984). « Majeur et vacciné » : Idéologie et prévention. *Sciences Sociales et Santé*, *2*(3), 135-165. https://doi.org/10.3406/sosan.1984.985

Marmion, J.-F. (2014). *Soigner le mal par le mal.* Le Cercle Psy, le magazine de toutes les psychologies. https://le-cercle-psy.scienceshumaines.com/soigner-le-mal-par-le-mal_sh_32840

Mennecier, D. (2010, juin 9). *Transmission de l Hepatite B.* http://hepatoweb.com/hepatite-B-transmission.php

Metamorphosis Foundation. (2019, décembre 25). Anti-vax groups in the Balkans find support with the Russian Orthodox Church. *Global Voices.* https://globalvoices.org/2019/12/25/anti-vax-groups-in-the-balkans-find-support-with-the-russian-orthodox-church/

Ministère de la santé. (2018, février 12). *Interview du Professeur Jérôme Salomon, directeur général de la santé.* Ministère des Solidarités et de la Santé. https://solidarites-sante.gouv.fr/actualites/actualites-du-ministere/article/interview-du-professeur-jerome-salomon-directeur-general-de-la-sante

Miviludes. (2017). *Rapport annuel d'activité 2016-2017.* https://www.derives-sectes.gouv.fr/publications-de-la-miviludes/rapports-annuels/rapport-annuel-dactivit%C3%A9-2016-2017

Moulin, A.-M. (1996). *L'Aventure de la vaccination* (Fayard). https://www.fayard.fr/histoire/laventure-de-la-vaccination-9782213594125

Nations Unies. (2020, mai). *L'impact de la COVID-19 sur les personnes âgées, note de synthèse.* United Nations; United Nations. https://www.un.org/fr/coronavirus

Nau, J.-Y. (2019a, mars 5). Extrémismes : La ministre Agnès Buzyn sait désormais où sont cachés les citoyens antivaccins. *Journalisme et Santé Publique.* https://jeanyvesnau.com/2019/03/05/extremismes-la-ministre-agnes-buzyn-sait-desormais-ou-sont-caches-les-citoyens-antivaccins/

Nau, J.-Y. (2019b, mars 12). Le trop maigre mea culpa de Michèle Rivasi, écologiste qui est « pour la vaccination ». *Journalisme et Santé Publique.* https://jeanyvesnau.com/2019/03/12/le-bien-trop-maigre-mea-culpa-de-lecologiste-michele-rivasi-qui-est-pour-la-vaccination/

O'Callaghan, K. P., Blatz, A. M., & Offit, P. A. (2020). Developing a SARS-CoV-2 Vaccine at Warp Speed. *JAMA*, *324*(5), 437. https://doi.org/10.1001/jama.2020.12190

OMS. (s. d.). *Myofasciite à macrophages et vaccins contenant de l'aluminium.* WHO; World Health Organization. Consulté 23 janvier 2021, à l'adresse https://www.who.int/vaccine_safety/committee/reports/october_1999/fr/
OMS. (2020). *World Malaria Report 2020.* https://www.who.int/teams/global-malaria-programme/reports/world-malaria-report-2020

OMS. (2021). *COVAX.* https://www.who.int/fr/initiatives/act-accelerator/covax

Orphanet. (s. d.). *Syndrome de fatigue chronique.* Orphanet. Consulté 23 janvier 2021, à l'adresse https://www.orpha.net/consor/cgi-bin/Disease_Search.php?lng=FR&data_id=790&Disease_Disease_Search_diseaseGroup=Syndrome-de-fatigue-chronique&Disease_Disease_Search_diseaseType=Pat&Maladie(s)/groupes%20de%20maladies=Syndrome-de-fatigue-chronique&title=Syndrome-de-fatigue-chronique&search=Disease_Search_Simple

Palmarini, M. P., & Raude, J. (2006). *Choix, décisions et préférences*. Odile Jacob.

Pelčić, G., Karačić, S., Mikirtichan, G. L., Kubar, O. I., Leavitt, F. J., Cheng-tek Tai, M., Morishita, N., Vuletić, S., & Tomašević, L. (2016). Religious exception for vaccination or religious excuses for avoiding vaccination. *Croatian Medical Journal*, *57*(5), 516-521. https://doi.org/10.3325/cmj.2016.57.516

Peretti-watel, P., & Moatti, J. (2009). *Le Principe de prévention. Le culte de la santé et ses dérives*. Le Seuil.

Peretti-Watel, P., Verger, P., Raude, J., Constant, A., Gautier, A., Jestin, C., & Beck, F. (2013). Dramatic change in public attitudes towards vaccination during the 2009 influenza A(H1N1) pandemic in France. *Euro Surveillance : Bulletin Europeen Sur Les Maladies Transmissibles = European Communicable Disease Bulletin*, *18*(44). https://doi.org/10.2807/1560-7917.es2013.18.44.20623

Pol, S., & Vallet-Pichard, A. (2020). Hépatite virale B chronique. *La Revue du praticien Médecine générale*, *34*(1043), 453.

Pontifical Academy for Life. (2006). Moral reflections on vaccines prepared from cells derived from aborted human fetuses. *The National Catholic Bioethics Quarterly*, *6*(3), 541-537.

Raude, J. (2016). L'hésitation vaccinale : Une perspective psychosociologique. *Bulletin de l'Académie Nationale de Médecine*, *200*(2), 199-209. https://doi.org/10.1016/S0001-4079(19)30751-4

Raude, J., Caille-Brillet, A.-L., & Setbon, M. (2010). The 2009 pandemic H1N1 influenza vaccination in France : Who accepted to receive the vaccine and why? *PLoS Currents*, 2. https://doi.org/10.1371/currents.RRN1188

Rose, G. A., Khaw, K.-T., & Marmot, M. (2008). *Rose's Strategy of Preventive Medicine : The Complete Original Text*. Oxford University Press.

Ruijs, W. L. M., Hautvast, J. L. A., van IJzendoorn, G., van Ansem, W. J. C., Elwyn, G., van der Velden, K., & Hulscher, M. E. J. L. (2012). How healthcare professionals respond to parents with religious objections to vaccination : A qualitative study. *BMC Health Services Research*, *12*, 231. https://doi.org/10.1186/1472-6963-12-231

Russell, S. J., Federspiel, M. J., Peng, K.-W., Tong, C., Dingli, D., Morice, W. G., Lowe, V., O'Connor, M. K., Kyle, R. A., Leung, N., Buadi, F. K., Rajkumar, S. V., Gertz, M. A., Lacy, M. Q., & Dispenzieri, A. (2014). Remission of Disseminated Cancer After Systemic Oncolytic Virotherapy. *Mayo Clinic Proceedings*, *89*(7), 926-933. https://doi.org/10.1016/j.mayocp.2014.04.003

Santé Publique France. (2017, octobre 19). *Adhésion à la vaccination en France : Résultats du Baromètre santé 2016. Vaccination des jeunes enfants : des données pour mieux comprendre l'action publique.* /determinants-de-sante/vaccination/adhesion-a-la-vaccination-en-france-resultats-du-barometre-sante-2016.-vaccination-des-jeunes-enfants-des-donnees-pour-mieux-comprendre-l-actio

SANTE PUBLIQUE FRANCE, 2018. Maladie à prévention vaccinale, données de couverture-vaccinale. In : [en ligne]. 29 juillet 2011 - Dernière mise à jour le 18 avril 2018. [Consulté le 12 avril 2019]. Disponible à l'adresse : invs.sant SANTE PUBLIQUE FRANCE, 2018. Maladie à prévention vaccinale, données de couverture-vaccinale. In : [en ligne]. 29 juillet 2011 - Dernière mise à jour le 18 avril 2018. [Consulté le 12 avril 2019]. Disponible à l'adresse : invs.santepubliquefrance.fr/http://invs.santepubliquefrance.fr/Dossiers-thematiques/Maladies-infectieuses/Maladies-a-prevention-vaccinale/Couverture-vaccinale/Donnees/Diphterie-tetanos-poliomyelite-coqueluche/Diphterie-tetanos-poliomyelite-coqueluche

epubliquefrance.fr/http://invs.santepubliquefrance.fr/Dossiers-thematiques/Maladies-infectieuses/Maladies-a-prevention-vaccinale/Couverture-vaccinale/Donnees/Diphterie-tetanos-poliomyelite-coqueluche/Diphterie-tetanos-poliomyelite-coqueluche

Santi, P., & Foucart, S. (2019, avril 4). Levothyrox : L'étude qui donne raison aux patients. *Le Monde.fr*. https://www.lemonde.fr/sciences/article/2019/04/04/levothyrox-une-etude-donne-raison-aux-patients_5445668_1650684.html

Schroth, C. R. (1969). Un vaccin contre la méningite à l'essai en 1969. *Journal de Genève, 12 mai 1969, archive publiée par Le Temps*. https://www.letemps.ch/sciences/un-vaccin-contre-meningite-lessai-1969

Šelov, D. B. (1982). Le royaume Pontique de Mithridate Eupator. *Journal des Savants*, *3*(1), 243-266. https://doi.org/10.3406/jds.1982.1453

Shahshahani, L. (2018, janvier 1). *Vaccinations obligatoires, le débat confisqué*. Le Monde diplomatique. https://www.monde-diplomatique.fr/2018/01/SHAHSHAHANI/58252

Shrivastwa, N., Gillespie, B. W., Kolenic, G. E., Lepkowski, J. M., & Boulton, M. L. (2015). Predictors of Vaccination in India for Children Aged 12-36 Months. *American Journal of Preventive Medicine*, *49*(6 Suppl 4), S435-444. https://doi.org/10.1016/j.amepre.2015.05.008

Simon, F. (2021). *Covid 19*. Mes Vaccins. http://www.mesvaccins.net/web/covid-19

Société anthroposophie française [sans date]. L'anthroposophie. In : *Société Anthroposophique en France* [en ligne]. [Consulté le 6 avril 2019]. Disponible à l'adresse : https://anthroposophie.fr/anthroposophie/.

SPILF, Société de Pathologie Infectieuse de Langue Française, Vaccination anti-hépatite B et sclérose en plaques : Les données scientifiques, nombreuses et robustes, ne montrent pas de lien, Groupe Vaccination et Prévention, 2016. https://www.google.com/url?sa=t&rct=j&q=&esrc=s&source=web&cd=&ved=2ahUKEwizwL-AwbLuAhWlBGMBHcKGB9kQFjAAegQIARAC&url=https%3A%2F%2Fwww.infectiologie.com%2FUserFiles%2FFile%2Fgroupe-prevention%2Ffiches-polemiques-vaccinales%2Ffiche-gvp-vaccination-hbv-et-sep-20160522.pdf&usg=AOvVaw2SN3AGg8ZzvXah3D7TnIUh

SPILF. (2021, janvier 13). *Vaccins covid-19 : Toutes les réponses à vos questions - Actualités -*. https://www.infectiologie.com/fr/actualites/vaccins-covid-19-toutes-les-reponses-a-vos-questions_-n.html

Taylor, L. E., Swerdfeger, A. L., & Eslick, G. D. (2014). Vaccines are not associated with autism : An evidence-based meta-analysis of case-control and cohort studies. *Vaccine*, *32*(29), 3623-3629. https://doi.org/10.1016/j.vaccine.2014.04.085

Torny, D. (2009). Politiques vaccinales. In F. Bourdillon (Éd.), *Traité de prévention* (p. 206-211). Flammarion. https://halshs.archives-ouvertes.fr/halshs-00436994

Toumi, M. (2015, décembre 10). *LES 4 DEFIS DU VACCIN*. https://www.leem.org/presse/les-4-defis-du-vaccin
U.S. Department of Health & Human Services, A. S. for P. (2020, août 12). *Fact Sheet : Explaining Operation Warp Speed* [Text]. HHS.Gov. https://www.hhs.gov/coronavirus/explaining-operation-warp-speed/index.html

Vaduganathan, M., Vardeny, O., Michel, T., McMurray, J. J. V., Pfeffer, M. A., & Solomon, S. D. (2020). Renin–Angiotensin–Aldosterone System Inhibitors in Patients with Covid-19. *New England Journal of Medicine*, *382*(17), 1653-1659. https://doi.org/10.1056/NEJMsr2005760

Verger, P., Fressard, L., Collange, F., Gautier, A., Jestin, C., Launay, O., Raude, J., Pulcini, C., & Peretti-Watel, P. (2015). Vaccine Hesitancy Among General Practitioners and Its Determinants During Controversies : A National Cross-sectional Survey in France. *EBioMedicine*, *2*(8), 891-897. https://doi.org/10.1016/j.ebiom.2015.06.018

Viboud, C., Miller, M., Olson, D., Osterholm, M., & Simonsen, L. (2010). Preliminary Estimates of Mortality and Years of Life Lost Associated with the 2009 A/H1N1 Pandemic in the US and Comparison with Past Influenza Seasons. *PLoS Currents*, *2*, RRN1153. https://doi.org/10.1371/currents.rrn1153

Viet, V. (2015). Et Samuel Hahnemann inventa l'homéopathie. La longue histoire d'une médecine alternative, Olivier Faure,

Aubier, collection historique, 2015. *Revue francaise des affaires sociales*, *4*, 149-154.

Wang, Q., Wong, G., Lu, G., Yan, J., & Gao, G. F. (2016). MERS-CoV spike protein : Targets for vaccines and therapeutics. *Antiviral Research*, *133*, 165-177. https://doi.org/10.1016/j.antiviral.2016.07.015

Wardle, J., Frawley, J., Steel, A., & Sullivan, E. (2016). Complementary medicine and childhood immunisation : A critical review. *Vaccine*, *34*(38), 4484-4500. https://doi.org/10.1016/j.vaccine.2016.07.026

Weiland, N., & Sanger, D. E. (2020, juin 3). *Trump Narrows Search for Coronavirus Vaccine to Five Firms—The New York Times*. The New York Times. https://www.nytimes.com/2020/06/03/us/politics/coronavirus-vaccine-trump-moderna.html

Wilder-Smith, A., Ooi, E.-E., Horstick, O., & Wills, B. (2019). Dengue. *Lancet (London, England)*, *393*(10169), 350-363. https://doi.org/10.1016/S0140-6736(18)32560-1

Wu, L.-P., Wang, N.-C., Chang, Y.-H., Tian, X.-Y., Na, D.-Y., Zhang, L.-Y., Zheng, L., Lan, T., Wang, L.-F., & Liang, G.-D. (2007). Duration of Antibody Responses after Severe Acute Respiratory Syndrome. *Emerging Infectious Diseases*, *13*(10), 1562-1564. https://doi.org/10.3201/eid1310.070576

Yoshimasu, K., Kiyohara, C., Takemura, S., & Nakai, K. (2014). A meta-analysis of the evidence on the impact of prenatal and early infancy exposures to mercury on autism and attention deficit/hyperactivity disorder in the childhood. *Neurotoxicology*, *44*, 121-131. https://doi.org/10.1016/j.neuro.2014.06.007

Zimmerman, R. K., Wolfe, R. M., Fox, D. E., Fox, J. R., Nowalk, M. P., Troy, J. A., & Sharp, L. K. (2005). Vaccine criticism on the World Wide Web. *Journal of Medical Internet Research*, *7*(2), e17. https://doi.org/10.2196/jmir.7.2.e17

Table des illustrations

[illegible]

Table des matières

Structures éditoriales du groupe L'Harmattan

L'Harmattan Italie
Via degli Artisti, 15
10124 Torino
harmattan.italia@gmail.com

L'Harmattan Hongrie
Kossuth l. u. 14-16.
1053 Budapest
harmattan@harmattan.hu

L'Harmattan Sénégal
10 VDN en face Mermoz
BP 45034 Dakar-Fann
senharmattan@gmail.com

L'Harmattan Cameroun
TSINGA/FECAFOOT
BP 11486 Yaoundé
inkoukam@gmail.com

L'Harmattan Burkina Faso
Achille Somé – tengnule@hotmail.fr

L'Harmattan Guinée
Almamya, rue KA 028 OKB Agency
BP 3470 Conakry
harmattanguinee@yahoo.fr

L'Harmattan RDC
185, avenue Nyangwe
Commune de Lingwala – Kinshasa
matangilamusadila@yahoo.fr

L'Harmattan Congo
67, boulevard Denis-Sassou-N'Guesso
BP 2874 Brazzaville
harmattan.congo@yahoo.fr

L'Harmattan Mali
ACI 2000 - Immeuble Mgr Jean Marie Cisse
Bureau 10
BP 145 Bamako-Mali
mali@harmattan.fr

L'Harmattan Togo
Djidjole – Lomé
Maison Amela
face EPP BATOME
ddamela@aol.com

L'Harmattan Côte d'Ivoire
Résidence Karl – Cité des Arts
Abidjan-Cocody
03 BP 1588 Abidjan
espace_harmattan.ci@hotmail.fr

Nos librairies en France

Librairie internationale
16, rue des Écoles
75005 Paris
librairie.internationale@harmattan.fr
01 40 46 79 11
www.librairieharmattan.com

Librairie des savoirs
21, rue des Écoles
75005 Paris
librairie.sh@harmattan.fr
01 46 34 13 71
www.librairieharmattansh.com

Librairie Le Lucernaire
53, rue Notre-Dame-des-Champs
75006 Paris
librairie@lucernaire.fr
01 42 22 67 13

www.ingramcontent.com/pod-product-compliance
Lightning Source LLC
LaVergne TN
LVHW021214061026
849535LV00008B/2728